Eva Marbach

Heilen mit Propolis

Die Hausapotheke aus dem Bienenvolk

EMV

Bienen nutzen das Kittharz Propolis, um ihren Bienenstock und ihr Volk vor Krankheiten zu schützen. Die hochwirksamen Inhaltstoffe des Propolis können auch dem Menschen gegen Krankheitserreger und Entzündungen helfen. So stellt Propolis ein vielseitiges Mittel in der Hausapotheke dar, mit dem sich zahlreiche Gesundheitsbeschwerden behandeln lassen.

In diesem Buch erfahren Sie wie man Propolis zubereitet und anwendet. Zum besseren Verständnis gibt es dazu Foto-Anleitungen. Für viele Krankheiten finden Sie Anleitungen zur gezielten Anwendung von Propolis. Auch andere Heilmittel aus dem Bienenstock, wie Honig, Bienenpollen und Gelee Royal, werden vorgestellt.

Über die Autorin:

Eva Marbach, Jahrgang 1962, ist seit 1989 Heilpraktikerin. Im vorliegenden Buch widmet sie sich dem Propolis, das ihr als Freundin der Naturheilkunde sehr am Herzen liegt. Im Internet schreibt und betreut Eva Marbach zahlreiche Webseiten zu Gesundheitsthemen.

Eva Marbach

Heilen mit Propolis

Die Hausapotheke aus dem Bienenvolk

Eva Marbach Verlag

Bibliografische Information der Deutschen Nationalbibliothek

Die Deutsche Nationalbibliothek verzeichnet diese Publikation in der Deutschen Nationalbibliografie; detaillierte bibliografische Daten sind im Internet über http://dnb.d-nb.de abrufbar.

Originalausgabe

Eva Marbach Verlag, Breisach

Copyright © 2009: Eva Marbach Verlag, Breisach

http://eva-marbach.com

Umschlaggestaltung: Eva Marbach

Herstellung: Books on Demand GmbH, Norderstedt

Printed in Germany

ISBN-10: 3-938764-12-0
ISBN-13: 978-3-938764-12-1

Inhaltsverzeichnis

Was ist Propolis?

Propolis ist eine harzhaltige Substanz, die von Bienen benutzt wird, um ihren Stock abzudichten und vor Krankheiten zu schützen.

Für die Bienen ist Propolis eine Art Allround-Medizin, mit der sie Krankheitserreger aller Art abtöten und die Gesundheit des Bienenvolkes fördern können.

So wie Propolis die Bienen gesund erhält, kann es auch uns Menschen helfen. Die Wirkstoffe des Propolis sind nämlich auch für die Heilung von menschlichen Krankheiten geeignet.

Propolis enthält natürliche Antibiotika und zahlreiche verschiedene Substanzen, die Heilungsprozesse fördern können, beispielsweise Vitamine und Spurenelemente.

Schon in der Antike war Propolis vielen Ärzten als wirksames Heilmittel bekannt. Als Wundheilmittel war es schon damals sehr beliebt, weil es Infektionen verhindern kann. Uns sind unter anderem von dem antiken Arzt Dioskurides und Plinius Anwendungsbeschreibungen des Propolis bekannt. Die alten Ägypter verwendeten es bei der Einbalsamierung.

In den letzten Jahrhunderten hat Propolis etwas an Bedeutung verloren, weil die Medizin mit ihren chemischen Medikamenten so große Erfolge feiern konnte. Doch inzwischen besinnen sich immer mehr Menschen auf die Naturheilkunde und so wird Propolis immer beliebter. Das haben wir vor allem dem dänischen Bienenzüchter K. Lund Aagaard zu verdanken, der das Propolis im 20. Jahrhundert wiederentdeckte.

Der Name Propolis kommt aus dem Griechischen und bedeutet Beschützer der Stadt. Mit Stadt ist natürlich der Bienenstock gemeint.

In Deutschland sagt man übrigens meistens "das Propolis" und in Österreich "die Propolis".

Weitere gebräuchliche Namen für Propolis sind:

- Kittharz
- Kittwachs
- Bienenharz
- Bienenleim
- Bienen-Kittleim
- Schutzharz

Entstehung des Propolis

Propolis wird von speziellen Bienen eingesammelt und zubereitet. Diese Bienen widmen sich ausschließlich der Propolis-Gewinnung.

Die Propolis-Bienen verlassen zwischen 10 Uhr und 16 Uhr den Bienenstock, wenn es draußen warm genug ist, um Harze geschmeidig zu machen.

In erster Linie besteht Propolis aus dem Harz verschiedener Bäume, von denen es vorwiegend im Frühjahr und Frühsommer abgesammelt wird.

Die Knospen und Zweigen der folgenden Bäume dienen als Propolis-Lieferanten:

- Pappel
- Weide
- Birke
- Erle
- Esskastanie
- Kiefer
- Fichte

Außerdem noch:

- einige Kräuter

Vor allem die Knospen der Pappeln werden zur Propolis-Gewinnung verwendet. Wenn die Pappeln im Frühjahr ihre Knospen austreiben, kann man fühlen und riechen, wie harzig diese Knospen sind. Sie riechen ganz ähnlich wie Propolis. Man kann auch Pappel-Knospen direkt für Heilzwecke verwenden, doch Propolis ist noch gehaltvoller und wirkt intensiver, weil es mit Drüsensekret der Bienen angereichert wird.

Die Bienen setzen sich an die Baumknospen und entreißen der Knospe mit all ihrer Kraft kleine Harzbröckchen. Diese Harzkrümel werden dann zum Bienenstock gebracht und dort zu Abdichten und Heilen verwendet.

Ein Teil des Propolis entsteht möglicherweise auch als Nebenprodukt der Pollenverdauung.

Die Hülle der Pollen besteht zum Teil aus Harzen und Balsamen. Wenn die Pollenkörner zur Ernährung der Larven geöffnet werden, bleibt die harzhaltige Hülle als Rest zurück. Aus dieser Hülle werden schließlich Propolis-Tröpfchen gewonnen, die durch Verdauungsfermente der Bienen zum eigentlichen Propolis umgewandelt werden.

Propolis im Bienenstock

Im Bienenstock dient Propolis zur Abdichtung und zur Infektionsabwehr.

Alle Ritzen werden mit Propolis abgedichtet, oft zum Leidwesen der Imker, die dann Probleme haben, den Bienenstock zu öffnen.

Auch der Eingang des Bienenstocks wird mit Propolis ausgekleidet, damit Krankheitserreger gar nicht erst in den Stock gelangen können.

Fremdkörper und tote Eindringlinge werden rundum mit Propolis einbalsamiert, damit sich auch bei deren Verwesung keine Krankheitserreger breit machen können.

Da es im Bienenstock mit 35°C recht warm ist, brauchen die Bienen unbedingt eine Infektionsabwehr, denn bei so warmen Temperaturen könnten sich Krankheitserreger sonst sehr gut vermehren.

Propolis-Beschaffenheit

Je nach Ausgangsmaterial (Pflanzenart) und Herkunft kann Propolis sehr unterschiedlich beschaffen sein.

Propolis riecht sogar unterschiedlich, je nachdem, welche Baumarten bevorzugt verwendet wurden. Es riecht meistens würzig und leicht süßlich. Wenn man Pappelknospen und frisches Propolis aus Pappeln zur Verfügung hat, kann man eine deutliche Ähnlichkeit im Geruch wahrnehmen.

Der Geschmack von Propolis ist leicht scharf, etwas bitter und balsamisch.

Die Farbe des Propolis reicht von hellbraun über dunkelrot bis hin zu schwarz.

Meistens ist Propolis krümelig und klebrig, es besteht aus zahlreichen kleinen Brocken, die man zusammenkleben kann.

Die Konsistenz des Propolis hängt stark von seiner Temperatur ab:

- Gefroren ist es hart und lässt sich im Mörser pulverisieren.
- Bei 15°C ist es brüchig und hart.
- Bei 30°C ist es geschmeidig.
- Über 30°C wird es weich und klebrig.
- Ab 65°C wird es leicht flüssig.
- Ab 100°C schmilzt es vollständig.

Inhaltstoffe des Propolis

Propolis enthält eine große Anzahl verschiedener Inhaltstoffe. Im Laufe der Zeit werden immer mehr Inhaltstoffe beim Propolis entdeckt. Forscher sind noch lange nicht fertig mit der vollständigen Analyse der Propolis-Inhaltsstoffe.

Die Propolis-Inhaltstoffe hängen davon ab, aus welchem Ausgangsmaterial das jeweilige Propolis gewonnen wurde.

Die wichtigsten Inhaltstoffe des Propolis sind jedoch relativ ähnlich, auch bei unterschiedlicher Herkunft. Die nachfolgenden Listen sind aufgrund der Verschiedenheit jedoch unvollständig und enthalten nur ungefähre Werte.

Propolis setzt sich in etwa folgendermaßen zusammen:

- 50% Harze
- 30% Wachs
- 10% ätherische Öle
- 5% Pollen
- 3% organische Stoffe
- 2% Mineralstoffe

Die organischen und mineralischen Substanzen enthalten unter anderem:

- Vitamine
- Vitamin A
- Vitamin B1
- Vitamin B3
- Vitamin E

Organische sekundäre Pflanzenwirkstoffe:

- Flavonoide
- Flavone
- Antibiotische Substanzen
- Koffeinsäure
- Benzylkumurat
- Gerbsäuren
- Salizylsäure
- Pinocembrin
- Pinobanksin

- Galangin
- Quercinin
- Apigenin
- Halangin
- Ruthin
- Zimtalkohol

Spurenelemente:

- Eisen
- Kalzium
- Kobalt
- Kupfer
- Magnesium
- Mangan
- Selen
- Silizium
- Zink

Haltbarkeit des Propolis

Propolis-Harz ist relativ lange haltbar. Wenn man es kühl und luftdicht lagert, behält es bis zu fünf Jahre lang seine heilkräftigen Eigenschaften.

Frisch ist Propolis jedoch am wirksamsten. Die frische Wirksamkeit kann man auch deutlich riechen, wenn man frisches Propolis erhalten kann. Es hat einen sehr intensiven Duft, der sich schon nach wenigen Wochen verringert.

Bei Produkten aus Propolis hängt die Haltbarkeit vor allem vom jeweiligen Produkt ab. Eine Tinktur wird wohl mehrere Jahre halten, eine Creme möglicherweise nur wenige Monate. Bei Propolis-Produkten aus dem Handel steht im Allgemeinen ein Haltbarkeitsdatum auf der Verpackung.

Wirkungsweise des Propolis

Propolis ist vor allem wegen seiner antibiotischen Fähigkeiten bekannt und beliebt.

Anders als chemische Antibiotika wirkt Propolis jedoch nicht nur gegen Bakterien, sondern auch gegen Viren und Pilze.

So wird Propolis zum einem Mittel gegen Krankheiterreger jeder Art.

Die antibiotische Wirkung des Propolis wird vor allem durch die Flavonoide ermöglicht, die im Propolis enthalten sind. Außerdem gibt es weitere Substanzen mit antibiotischer Wirkung.

Die Propolis-Wirkung geht jedoch weit über eine reine antibiotische Wirkung hinaus.

Die im Propolis enthaltenen Vitamine, Spurenelemente, ätherischen Öle und sekundären Pflanzenwirkstoffe fördern Heilungsvorgänge im Körper.

Die Krankheitserreger werden also vom Propolis abgetötet oder gebremst und dann hilft das Propolis dem Körper bei den Reparaturvorgängen an den kranken Geweben.

Dadurch ist Propolis eine Allround-Medizin für sehr viele Einsatzzwecke.

Kaum Resistenzen

Anders als bei chemischen Antibiotika gibt es gegen die Propolis-Wirkstoffe kaum Resistenzen unter den Bakterien, Viren und Pilzen. Man kann Propolis also auch dann versuchen, wenn Antibiotika bei einer bestimmten Erkrankungen versagt haben.

Allergie gegen Propolis

Im Allgemeinen wird Propolis sehr gut vertragen und es sind auch kaum Nebenwirkungen bekannt. Manche Menschen haben jedoch eine Allergie gegen Propolis oder entwickeln eine solche, wenn sie sehr viel mit Propolis in Kontakt kommen.

Die meisten Propolis-Allergiker sind unter Imkern zu finden, die ständig mit Propolis hantieren müssen. Aber auch Nicht-Imker können an einer Propolis-Allergie erkranken.

Wenn man durch eine Propolis-Behandlung zusätzliche Beschwerden bekommt, wie beispielsweise Ausschlag, Rötungen im Mund oder Übelkeit, sollte man auf Propolis als Heilmittel verzichten.

Darreichungsformen

Propolis ist sehr beliebt als vielseitiges Naturheilmittel. Daher wird es in verschiedenen Darreichungsformen angeboten.

Es gibt Propolis-Produkte, die wie ein Arzneimittel verwendet werden können, beispielsweise Propolis-Tinktur oder Kapseln.

Andere Propolis-Produkte entsprechen eher Pflegeprodukten, die mit etwas Propolis angereichert sind. Das können beispielsweise Cremes oder Zahnpasta sein.

Rohpropolis / Harz

Nur selten wird Rohpropolis angeboten. Dabei handelt es sich um Propolis, wie es vom Imker aus dem Bienenstock gewonnen wird.

Rohpropolis sind verschieden große harzige Brocken, die intensiv duften. Die Harzbrocken enthalten teilweise noch kleine pflanzliche Bestandteile.

Man kann Rohpropolis zwar kauen, aber dann bleiben meistens krümelige Reste im Mund zurück. Daher wird es so nur selten verwendet.

Rohpropolis ist jedoch die Ausgangssubstanz für alle anderen Propolis-Produkte. Daher ist Rohpropolis sehr wichtig, wenn auch meistens nicht für den Endverbraucher.

Man kann Rohpropolis in gefrorenem Zustand pulverisieren und daraus eine Tinktur zubereiten.

Im normalen Handel kann man Rohpropolis normalerweise nicht kaufen. Man erhält es entweder direkt beim Imker oder in spezialisierten Online-Shops.

Gereinigtes Propolis

Gereinigtes Propolis ist Rohpropolis, dem in einem Reinigungsverfahren das enthaltene Wachs und pflanzliche Verunreinigungen entzogen werden. Nur das Harz und die Wirkstoffe bleiben im gereinigten Propolis zurück.

Nach der Reinigungsprozedur sieht das gereinigte Propolis ganz anders aus als Rohpropolis. Es wird dunkler und so harzig, dass es wie eine Platte zusammenklebt.

In gefrorenem Zustand kann man gereinigtes Propolis sehr gut mit einem Mörser pulverisieren, um beispielsweise eine Tinktur damit anzusetzen. Das Pulver wird bei gereinigtem Propolis sehr schnell schön fein.

Wegen der besseren Verarbeitungseigenschaften ist das gereinigte Propolis dem Rohpropolis vorzuziehen, wenn man selbst Tinkturen oder Salben herstellen will.

Der Begriff "gereinigtes Propolis" ist jedoch nicht genau festgelegt. Manchmal wird auch Rohpropolis so bezeichnet, wenn nur die pflanzlichen Bestandteile und andere Verunreinigungen entfernt wurden. Solches Propolis enthält noch Wachse und sieht dem Rohpropolis noch ziemlich ähnlich.

Ebenso wie Rohpropolis kann man auch gereinigtes Propolis kaum im normalen Handel kaufen. Man erhält es bei manchen Imkern, die Propolis verarbeiten oder in spezialisierten Online-Shops.

Propolis-Kaugranulat

Propolis-Kaugranulat ist Rohpropolis, das von Verunreinigungen befreit wurde und in kleinen Bröckchen angeboten wird.

Wie der Name schon sagt, wird Kaugranulat zum Kauen verwendet.

Das Wachs ist im Kaugranulat noch enthalten, was man auch beim Kauen bemerkt, denn nach einer Weile kaut man auf dem weichen Wachs.

Mit Kaugranulat kann man verschiedene Beschwerden behandeln, die mit dem Mund- und Rachenraum zu tun haben, beispielsweise Zahnfleischentzündung, Mundgeruch oder Halsschmerzen.

Kaugranulat erhält man hier und da im Handel, man kann es auch in Apotheken bestellen. Außerdem wird Kaugranulat von manchen Online-Shops angeboten.

Propolis-Pulver

Propolis-Pulver wird meist aus dem gereinigten vom Wachs befreiten Propolis hergestellt. Das Pulver ist bräunlich und neigt dazu, klebrige Klumpen zu bilden, vor allem wenn es warm wird.

Propolis-Pulver kann man einnehmen, entweder pur oder vermischt mit Honig oder Jogurt. Man kann auch einen Breiumschlag mit dem Pulver machen.

Aus gereinigtem Propolis, das man zuvor tiefgefroren hat, kann man mithilfe eines Mörsers oder einer alten Kaffeemaschine selbst Propolis-Pulver herstellen.

Man kann das Propolis-Pulver jedoch auch fertig kaufen, beispielsweise bei spezialisierten Imkern und manchen Online-Shops.

Propolis-Tinktur

Bei einer Tinktur wird Propolis in Alkohol angesetzt und ganz oder teilweise gelöst.

Tinkturen können unterschiedlich konzentriert sein. Sie können auch aus unterschiedlich starkem Alkohol zubereitet werden.

Eine Tinktur mit 96% Alkohol enthält das komplette Propolis-Harz in gelöster Form. Weniger hochprozentige Alkohole sind nicht in der Lage, das Harz vollständig aufzulösen.

Propolis-Tinktur kann man pur oder verdünnt sowohl innerlich als auch äußerlich anwenden.

Eine Propolis-Tinktur kann man relativ einfach selbst herstellen, wenn man Rohpropolis, gereinigtes Propolis oder Propolis-Pulver zur Verfügung hat.

Einfacher ist es natürlich, die Propolis-Tinktur fertig zu kaufen. Man erhält Propolis-Tinktur in manchen Kräuterläden, Apotheken, hin und wieder in Drogerien oder Supermärkten und in spezialisierten Online-Shops.

Propolis-Extrakt

Propolis-Extrakt ist eine Tinktur, der die meiste Flüssigkeit entzogen wurde.

Daher ist Propolis-Extrakt sirupartig und sehr klebrig. Es eignet sich für die Salbenzubereitung, weil es konzentrierter ist als eine Tinktur. Aber auch Tinkturen sind für die Salbenbereitung geeignet.

Um einen Propolis-Extrakt selbst herzustellen, füllt man Propolis-Tinktur in eine offene Schale und lässt diese für mehrere Wochen an einem warmen Platz stehen. Der Alkohol verdunstet und zurück bleibt der zähflüssige Propolis-Extrakt.

Bezugsquellen für reinen Propolis-Extrakt sind mir nicht bekannt.

Propolis-Kapseln

Bei Propolis-Kapseln wird Propolis-Pulver in Gelatine-Kapseln gefüllt.

So kann man das Propolis-Pulver einfach einnehmen und die Propolis-Wirkstoffe gelangen in den Verdauungstrakt und ins Körperinnere.

Die Einnahme von Propolis-Kapseln ist immer dann geeignet, wenn man den gesamten Körper oder tiefere Körperbereiche, z.B. Harnorgane mit dem Propolis erreichen will. Man kann die Kapseln also beispielsweise zur Infektabwehr, gegen Allergien oder Blasenentzündung einnehmen.

Propolis-Kapseln sind im Handel erhältlich, beispielsweise in Drogerien oder Apotheken.

Propolis-Bonbons

Propolis-Bonbons sind Lutschbonbons, die unter anderem Propolis enthalten. Meistens erhalten sie außer Propolis und Zucker auch noch ätherische Öle oder andere Wirkstoffe, die sie zu geeigneten Halsbonbons machen. Wenn man Halsschmerzen oder Husten hat, kann man Propolis-Bonbons lutschen.

Man erhält sie im Handel, beispielsweise in Drogerien und manchen Kräuterläden.

Propolis-Mundwasser / Gurgelmittel

Bei einem Propolis-Mundwasser wird Propolis-Tinktur mit anderen Zutaten gemischt, die sich für Mundwasser eignen. Das können beispielsweise Salbei- oder Thymian-Zubereitungen sein.

Mit Propolis-Mundwasser oder Gurgelmittel kann man den Mund spülen oder Gurgeln, wenn man den Rachen erreichen will.

Solch ein Mundwasser eignet sich beispielsweise bei Zahnfleischentzündungen oder Halsschmerzen.

Propolis-Mundwasser ist hin und wieder im Handel erhältlich, beispielsweise in Drogerien oder Supermärkten.

Propolis-Zahnpasta

Eine Propolis-Zahnpasta ist eine Zahncreme, die mit Propolis-Extrakten angereichert ist. Sie eignet sich als vorbeugende Maßnahme, wenn man zu Zahnfleischentzündungen neigt.

Propolis-Zahncreme ist hin und wieder im Handel erhältlich, beispiels-weise in Drogerien oder Supermärkten.

Propolis-Creme

Propolis-Creme ist eine Creme, die Propolis-Extrakt oder Tinktur enthält. Da solch eine Creme außerdem sehr unterschiedliche Bestandteile enthalten kann, ist ihre Beschaffenheit und teilweise auch ihr Einsatzge-biet entsprechend verschieden.

Eine Creme enthält immer einen gewissen Wasseranteil. Je nachdem, wie viel Wasser in einer Creme enthalten ist, kann sie leicht und weich oder relativ dick und fetthaltig sein. Daraus ergibt sich die unterschiedliche Nutzung einer Propolis-Creme.

Generell sind Propolis-Cremes zur Hautbehandlung geeignet. Man kann sie vor allem für Hautprobleme einsetzen, bei denen Infektionen und Entzündungen eine gewisse Rolle spielen, beispielsweise Ekzeme.

Wenn man will, kann man Propolis-Creme mithilfe einer Propolis-Tinktur oder Extrakt selbst zubereiten. Anleitungen dazu finden Sie weiter hinten in diesem Buch (ab Seite 32).

Propolis-Cremes werden aber auch hin und wieder im Handel angeboten.

Propolis-Salbe

Eine Propolis-Salbe ist eine fetthaltige, verstreichbare Zubereitung mit Propolis.

Man kann eine Propolis-Salbe ähnlich einsetzen wie eine Propolis-Creme, vor allem für Einsatzzwecke, bei denen ein hoher Fettgehalt erwünscht ist, z.B. bei trockener Haut.

Propolis-Salben kann man selbst zubereiten. Wie das geht, erfahren Sie weiter hinten in diesem Buch (ab Seite 32).

Hin und wieder kann man Propolis-Salbe auch im Handel kaufen.

Bezugsquellen

Manchmal stolpert man nahezu überall über Propolis-Produkte, aber wenn man dann ein ganz bestimmtes Propolis-Produkt braucht, wird die Suche oft schwierig.

Propolis-Produkte bekommt man nämlich fast sprichwörtlich überall und nirgends.

Zu Alltagsprodukten verarbeitetes Propolis in Form von Bonbons, Zahnpasta oder Mundwasser erhält man häufig in Bioläden, Kräuterhandlungen, Supermärkten und Drogerien.

Manche dieser Produkte kann man auch in Apotheken bestellen. Bei Apotheken hängt das verfügbare Angebot von der Ausrichtung der jeweiligen Apotheke ab. In den meisten Apotheken kann man einige Propolis-Produkte bestellen, auch wenn sie nicht zum üblichen Sortiment gehören, z.B. Kaugranulat oder Tinktur.

In zahlreichen Online-Shops im Internet erhält man diverse Propolis-Produkte. Doch sogar im Internet bekommt man nur selten kleinere Mengen Rohpropolis oder gereinigtes Propolis.

Einer dieser wenigen Online-Shops ist beispielsweise www.bienenschwarmmm.de, mit dem ich persönlich gute Erfahrungen gemacht habe.

Wenn man Kontakt zu Imkern hat, kann man mit etwas Glück Rohpropolis und Propolis-Produkte direkt vom Imker erhalten.

Propolis-Anwendung

Propolis kann man sehr vielseitig sowohl innerlich als auch äußerlich anwenden. Die zahlreichen Zubereitungsformen ermöglichen die vielen unterschiedlichen Anwendungsmöglichkeiten.

Verdünnte Tinktur einnehmen

Propolis-Tinktur wir meistens verdünnt eingenommen, weil sie in konzentrierter Form zu intensiv ist.

Man kann Propolis-Tinktur wahlweise mit Wasser, Kräutertee oder Milch verdünnen.

Auf ein Glas Flüssigkeit nimmt man 10 bis 50 Tropfen Propolis-Tinktur, je nachdem, wie intensiv man das Propolis anwenden will.

Durch den hohen Harzgehalt in der Propolis-Tinktur werden Wasser und Tee meistens weißlich trübe, wenn man die Tinktur hinein gibt. In Einzelfällen bleibt auch ein Teil des Propolis-Harzes an der Glaswand kleben. Ob das geschieht, hängt von der Konzentration der Tinktur und dem Alkoholgehalt ab. Wenn man eine Propolis-Tinktur hat, bei der es bei der Wasserverdünnung zu störenden Anhaftungen im Glas kommt, kann man die Tinktur stattdessen mit Milch verdünnen. Mit Milch verbindet sich die Propolis-Tinktur besser.

Zur Behandlung innerlicher Erkrankungen oder zur Stärkung der Abwehrkräfte trinkt man ein bis drei Mal täglich ein Glas verdünnte Propolis-Tinktur.

Verdünnte Tinktur äußerlich anwenden

Verdünnte Propolis-Tinktur kann man auch äußerlich anwenden.

Man kann sie für folgende Einsatzzwecke nutzen:

- Pinselungen
- Waschungen
- Spülungen
- Kompressen
- Umschläge
- Teilbäder

Je nach Anwendungszweck bereitet man die Propolis-Verdünnung konzentrierter oder stärker verdünnt zu. Für eine Pinselung oder eine Kompresse braucht man beispielsweise eine relativ konzentrierte Mischung, für ein Teilbad reicht eine stark verdünnte Mischung.

Mit Pinselungen kann man kleine und mit Waschungen größere Hautbereiche reinigen und leicht desinfizieren.

Kompressen und Umschläge eigenen sich unter anderem für schlecht heilende Wunden, Geschwüre oder Furunkel.

Mit Teilbädern kann man größere Hautbereiche mit Propolis behandeln, beispielsweise zur ergänzenden Behandlung bei Fußpilz.

Tinktur pur auftragen

Die unverdünnte Propolis-Tinktur kann man auftragen, wenn man eine kleine Stelle besonders intensiv behandeln will.

Wunde Stellen im Mund, Herpesbläschen, Warzen oder Insektenstiche sind Anwendungsgebiete, bei denen die unverdünnte Tinktur zum Einsatz kommen kann.

Bei der Anwendung der unverdünnten Tinktur sollte man jedoch vorsichtig sein, denn sie ist meistens harzig klebrig und durch den hohen Alkoholgehalt auch stark hautreizend. Je nach Konzentration der Tinktur können diese Effekte jedoch unterschiedlich stark ausfallen.

Kapseln mit Propolis-Pulver einnehmen

Zur innerlichen Anwendung von Propolis eignen sich Propolis-Kapseln. Diese Gelatine-Kapseln enthalten Propolis-Pulver.

Da sich die Kapseln erst im Verdauungstrakt auflösen, entfaltet sich dort die Wirkung des Propolis. So können Propolis-Kapseln einerseits gegen Erkrankungen des Verdauungssystems eingenommen werden.

Die Propolis-Wirkstoffe werden außerdem über den Darm in den Blutkreislauf aufgenommen und können so im ganzen Körper wirken.

Daher eignen sich Propolis-Kapseln auch zur Behandlung von Abwehrschwäche, Blasenentzündungen, Rheuma und zahlreichen anderen Erkrankungen.

Von den Propolis-Kapseln nimmt man ein bis drei Mal täglich ein bis zwei Kapseln ein.

Propolis-Pulver mit Honig einnehmen

Wenn man Propolis-Pulver zusammen mit Honig einnimmt, ist das nicht nur wohlschmeckend, sondern auch zugleich Bienen-Heilkraft im Doppelpack.

Eine gute Messerspitze voll Propolis-Pulver wird mit einem Teelöffel Honig vermischt und eingenommen.

Diese Kombination wirkt einerseits gegen Beschwerden im Mund- und Rachenraum. Andererseits kommt das Propolis auch den inneren Organen zu Gute.

Man kann Propolis mit Honig daher auch für Verdauungserkrankungen, Bronchitis, Infektneigung und andere innerliche Erkrankungen anwenden.

Eine Erweiterung dieser Anwendung ist Propolis-Honig mit heißer Milch trinken als Hausmittel gegen Husten.

Propolis-Harz kauen

Propolis-Kaugranulat kann man einfach kauen. So gelangen die Wirkstoffe in den Mund- und Rachenraum.

Entsprechend ist das Kaugranulat vorwiegend zur Behandlung von Zahnfleischentzündungen und Halsschmerzen geeignet. Auch bei Husten kann man Kaugranulat kauen.

Bei manchen übergewichtigen Menschen hilft Kaugranulat auch dabei, den Heißhunger zu lindern. Dazu sollte man das Wachs im Kaugranulat eine Weile im Mund behalten und ähnlich wie ein Kaugummi benutzen.

Vom Kaugranulat nimmt man mehrmals täglich zwei bis vier Körnchen in den Mund und kaut darauf herum.

Statt spezielles Kaugranulat kann man auch Rohpropolis kauen, doch dann bleiben meistens einige harte Rückstände zurück, beispielsweise Holzstückchen.

Propolis-Bonbons lutschen

Gegen Husten, Halsschmerzen und Heiserkeit kann man Propolis-Bonbons lutschen.

Die Propolis-Wirkstoffe in diesen Bonbons wirken desinfizierend und entzündungshemmend auf die entzündeten Schleimhäute.

Meistens enthalten Propolis-Bonbons auch zusätzliche Wirkstoffe, wie beispielsweise ätherische Öle, die zusätzlich wirken und den Atem befreien.

So sind Propolis-Bonbons eine sinnvolle Alternative zu anderen Husten- oder Halsbonbons. Man sollte jedoch bedenken, dass die meisten Propolis-Bonbons Zucker enthalten.

Propolis-Bonbons lutscht man bei Bedarf.

Harz pur anwenden

Das Propolis-Harz kann man auch pur auf der Haut anwenden.

Dazu wärmt man ein Stück Harz mit den Händen auf und knetet es, bis es etwas weich geworden ist.

Dann legt man das weiche Harz auf die zu behandelnde Stelle, beispielsweise eine Warze.

Damit das Harz an Ort und Stelle bleibt, fixiert man es mit einem Pflaster.

Propolis-Extrakt auftragen

Propolis-Extrakt kann man äußerlich ähnlich anwenden wie reines Harz oder Propolis-Tinktur.

Da der Extrakt sehr klebrig ist, ist es nicht so einfach, mit ihm zu hantieren.

Am besten trägt man ihn mit der Spitze eines Löffelstiels auf die zu behandelnde Hautstelle auf.

Damit man das klebrige Harz des Extraktes nicht überall verbreitet, schützt man die behandelte Stelle am besten mit einem Pflaster.

Mit Propolis-Salbe einreiben

Propolis-Salbe kann man überall dort einsetzen, wo man die Haut gründlich einfetten will, in Kombination mit der Propolis-Heilwirkung.

Sehr trockene, gereizte Haut kann beispielsweise durch Propolis-Salbe beruhigt werden. Außerdem bremst das Propolis eventuelle Krankheits- erreger, die sich häufig auf gereizter Haut breit machen.

Je nach Bedarf kann man die Propolis-Salbe ein oder mehrmals täglich auftragen.

Mit Propolis-Creme eincremen

Eine Creme enthält außer Fett-Bestandteilen noch wässrige Inhalte. Daher zieht eine Creme leichter ein als eine Salbe.

Man kann eine Propolis-Creme überall dort einsetzen, wo man außer der Propolis-Wirkung auf der Haut ein schnelles Einziehen der Creme erwartet.

Da Cremes einen sehr unterschiedlichen Wasseranteil und auch sehr unterschiedliche weitere Inhaltstoffe aufweisen können, gibt es sehr verschiedene Cremes.

Sehr leichte, wasserreiche Propolis-Cremes eignen sich beispielsweise zur Gesichtspflege bei unreiner Haut.

Schwerere Cremes, die von ihrer Konsistenz her an Salben erinnern, eignen sich eher zur Behandlung von Ekzemen oder wunden Hautstellen.

Eine Propolis-Creme kann man je nach Bedarf ein oder mehrmals am Tag auftragen.

Propolis-Salbenverband anlegen

Wenn man eine besonders intensive Wirkung mit Propolis-Salbe oder Creme erreichen will, kann man einen Salbenverband anlegen.

Solch einen Salbenverband kann man wahlweise mit einer Propolis-Salbe oder einer gehaltvollen Propolis-Creme durchführen.

Ein Propolis-Salbenverband eignet sich beispielsweise, um einen Furunkel zum Reifen zu bringen oder für ein sehr akutes Ekzem.

Für einen Propolis-Salbenverband trägt man die Propolis-Salbe etwa messerrückendick auf.

Dann legt man eine Kompresse auf die Salbe und umwickelt alles mit einem Verband, damit Salbe und Kompresse nicht verrutschen.

Solch einen Salbenverband lässt man mehrere Stunden oder über Nacht einwirken.

Propolis-Pulver selbstgemacht

Für einige Propolis-Anwendungen braucht man Propolis-Pulver.

Wenn man dieses Pulver nicht fertig erhält, kann man es aus gereinigtem Propolis auch selbst herstellen.

Zutaten

Für die Herstellung von Propolis-Pulver braucht man:

- Gereinigtes und vom Wachs befreites Propolis
- Tiefkühlfach, um das Propolis einzufrieren
- Mörser oder alte Kaffeemühle zum Pulverisieren

Warnhinweise zur Pulver-Bereitung

Den Mörser kann man nach der Pulver-Herstellung mit vertretbarem Aufwand wieder weitgehend sauber bekommen, beispielsweise mit grobem Salz. Geben Sie das Salz in den Mörser und mörsern Sie ausgiebig. Wenn das Salz braun geworden ist, verwenden Sie neues Salz. Sobald der Mörser sauber wirkt, entfernen Sie das Salz und spülen Sie den Mörser gründlich aus. Ein geringer Propolis-Duft bleibt jedoch noch für eine Weile im Mörser hängen.

Die alte Kaffeemühle sollte nicht altmodisch oder antik sein, sondern alt in dem Sinne, dass man sie nicht mehr zum Kaffeemahlen braucht. Auch bei sorgfältiger Reinigung bleiben nämlich gewisse Propolis-Reste und Düfte in der Kaffeemühle hängen.

Fotoanleitung: Propolis-Pulver mit dem Mörser

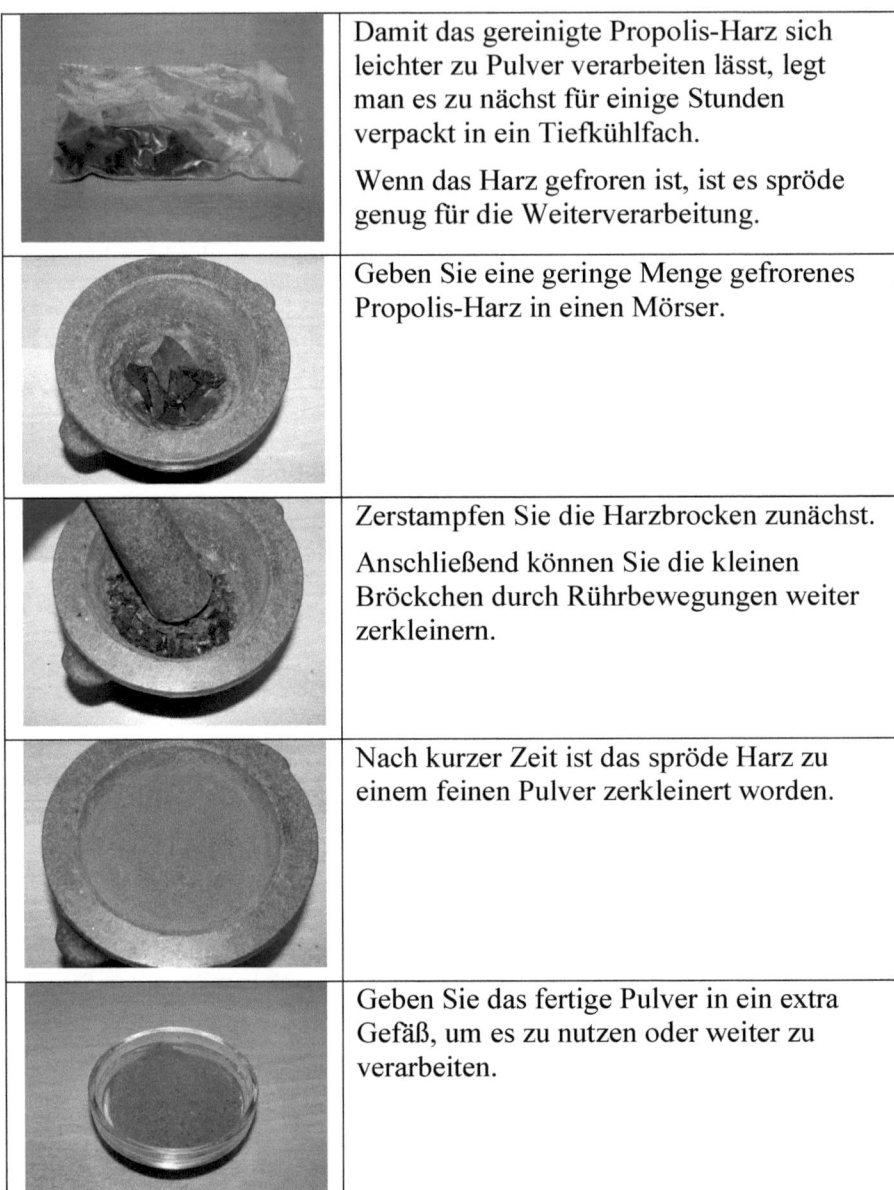

	Damit das gereinigte Propolis-Harz sich leichter zu Pulver verarbeiten lässt, legt man es zu nächst für einige Stunden verpackt in ein Tiefkühlfach. Wenn das Harz gefroren ist, ist es spröde genug für die Weiterverarbeitung.
	Geben Sie eine geringe Menge gefrorenes Propolis-Harz in einen Mörser.
	Zerstampfen Sie die Harzbrocken zunächst. Anschließend können Sie die kleinen Bröckchen durch Rührbewegungen weiter zerkleinern.
	Nach kurzer Zeit ist das spröde Harz zu einem feinen Pulver zerkleinert worden.
	Geben Sie das fertige Pulver in ein extra Gefäß, um es zu nutzen oder weiter zu verarbeiten.

Propolis-Tinktur selbstgemacht

Wenn man Rohpropolis, gereinigtes Propolis oder Propolis-Pulver zur Verfügung hat, kann man selbst eine Propolis-Tinktur zubereiten.

Bei einer preiswerten Propolis-Bezugsquelle ist eine solche selbst zubereitete Propolis-Tinktur deutlich günstiger als die meisten gekauften Tinkturen.

Alkohol für die Tinktur

Für eine Propolis-Tinktur braucht man hochprozentigen, unvergällten Alkohol aus der Apotheke.

Man kann Alkohol zwischen 70% und 96% Vol. verwenden. Der starke Alkohol mit 96% hat den Vorteil, dass sich fein gepulvertes Propolis-Harz nahezu rückstandlos darin auflöst. Die Tinktur, die so entsteht, ist sehr gehaltvoll und auch entsprechend intensiv in der Wirkung.

Daher ist dem hochprozentigen Alkohol mit 96% dem Vorzug zu geben, wenn man ihn erhalten kann.

Handelsüblicher Schnaps mit 30% bis 40% eignet sich kaum für eine Propolis-Tinktur, weil bei diesem niedrigen Alkoholgehalt nur ein geringer Teil der Propolis-Wirkstoffe gelöst werden.

Obwohl 96%iger Alkohol aus der Apotheke erheblich teurer ist als ein Doppelkorn aus dem Supermarkt, ist es letztlich preiswerter, den Apotheken-Alkohol zu verwenden, weil die Tinktur ungleich wirkungsvoller wird. Zudem muss man auch die nicht unerheblichen Kosten des Propolis-Harzes berücksichtigen.

Propolis für die Tinktur

Für die Intensität und Ergiebigkeit der Tinktur spielt es auch eine Rolle, welche Art von Propolis verwendet wird.

- Rohpropolis hinterlässt viele Rückstände und ergibt eine relativ schwache Tinktur.
- Gereinigtes und vom Wachs befreiten Propolis ergibt eine intensive Tinktur und hinterlässt kaum Rückstände.
- Propolis-Pulver ohne Wachs ergibt eine intensive Tinktur und hinterlässt kaum Rückstände. Außerdem entfällt der Arbeitsgang der Pulverisierung.

Wenn möglich, ist gereinigtes oder pulverisiertes Propolis dem Rohpropolis vorzuziehen. Da es kaum Rückstände gibt, ist die Tinktur aus gereinigtem Propolis oder Pulver auch sehr viel ergiebiger und somit letztlich preiswerter.

Man kann eine Tinktur jedoch auch mit Rohpropolis zubereiten.

Zutaten

Für eine Propolis-Tinktur brauchen Sie folgende Zutaten:

* 10 - 50 gr Propolis
* 100 ml Alkohol

Für unser Anleitungsbeispiel verwenden wir 50 gr gereinigtes Propolis und 96%igen Alkohol aus der Apotheke. Das ergibt eine sehr intensive und ergiebige Tinktur.

Außer den Zutaten brauchen Sie für die Tinktur-Bereitung folgende Geräte beziehungsweise Gefäße:

* Schraubdeckel-Glas zum Ansetzen der Tinktur
* Glas zum Abfiltern der Tinktur
* Kaffeefilter-Papier oder Teefilter zum Abfiltern der Tinktur
* Glasflasche zur Aufbewahrung der Tinktur
* Etikett zum Beschriftung der Tinkturflasche

Warnhinweise zur Tinktur-Bereitung

Die Herstellung einer Propolis-Tinktur ist zwar nicht schwierig, aber weil das Propolis-Harz so klebrig ist, kann die Prozedur eine Menge hartnäckigen Schmutz hinterlassen.

Die verwendeten Gläser können dauerhafte Klebespuren davontragen. Mit viel Spülmittel und heißem Wasser lassen sich zwar die meisten Spuren beseitigen, aber möglicherweise bleiben Reste zurück.

Überall wo die fertige Tinktur beim Hantieren hintropft, hinterlässt sie klebrige braune Spuren.

Am besten verwendet man Geschirr, dass man später nicht mehr unbedingt für einwandfrei saubere Zwecke braucht.

Mit unterlegtem Küchenkrepp kann man einen Großteil der Verschmutzungen beim Hantieren vermeiden.

Fotoanleitung: Propolis-Tinktur

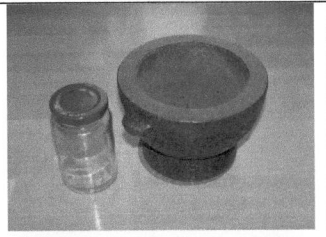	Pulverisieren Sie das Propolis, wie ab Seite 25 beschrieben.
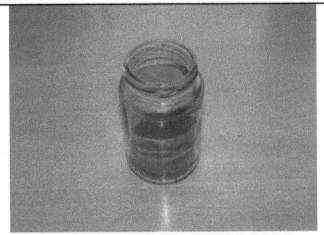	Füllen Sie das Propolis-Pulver in ein Schraubdeckel-Glas.
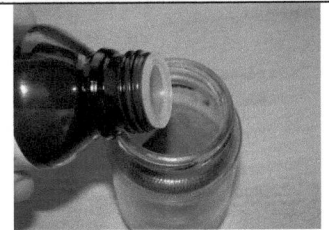	Gießen Sie den Alkohol in das Schraubdeckelglas auf das Propolis-Pulver. Das Propolis-Pulver sollte anschließend vollständig vom Alkohol überdeckt sein.
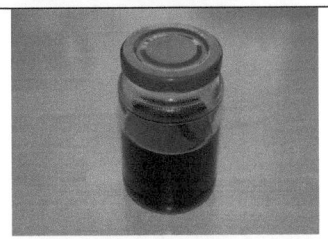	Schließen Sie den Deckel des Glases. Schütteln Sie das Glas kräftig und stellen Sie es an einen warmen Ort. Schütteln Sie das Glas mehrmals täglich, damit sich die Propolis-Wirkstoffe gut lösen können.
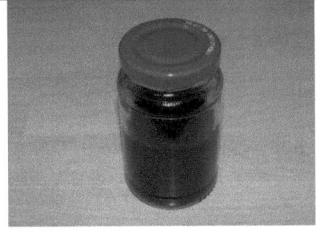	Nach 10 bis 14 Tagen ist die Tinktur fertig. Bei Verwendung von gereinigtem Propolis und 96%igen Alkohol bleibt die obere Glaswand weitgehend klar, bei Rohpropolis oder niedrigeren Alkoholkonzentrationen setzen sich Harzpartikel an der Glaswand ab.

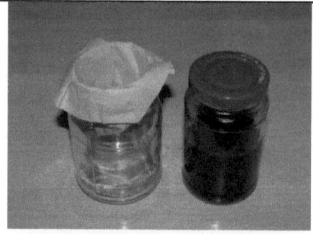	Zum Abfiltern der Tinktur stülpen Sie einen Kaffeefilter oder einen Teefilter über ein leeres Glas.
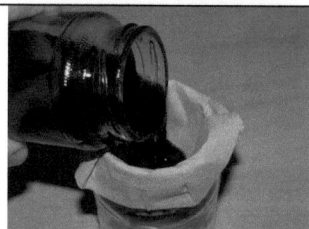	Gießen Sie die Tinktur durch den Papierfilter.
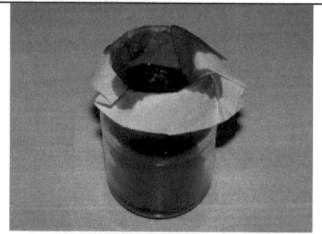	Die Tinktur tropft durch den Filter in das Glas. Weil die Propolis-Tinktur harzig klebrig ist, dauert es eine Weile, bis sie einen Kaffee-filter passiert hat. Beim Teefilter geht es deutlich schneller.
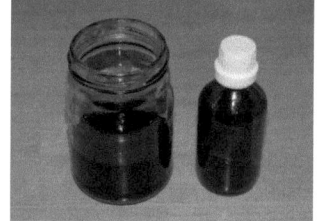	Füllen Sie die fertig gefilterte Tinktur in eine Flasche. Wer eine ruhige Hand hat, kann auf einen Trichter verzichten. Wer einen Trichter braucht, sollte sich darauf einstellen, ihn anschließend von klebriger Harzflüssigkeit reinigen zu müssen.
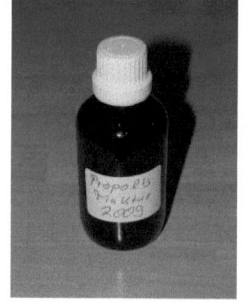	Beschriften Sie die Flasche mit Inhalt und Datum. Die Tinktur ist im ersten Jahr gut, kann aber mit Einschränkungen auch noch länger genutzt werden. So lange sie gut riecht und aussieht, kann man sie benutzen.

Propolis-Extrakt selbstgemacht

Der sirupartige Propolis-Extrakt ist kaum im Handel erhältlich. Man kann ihn aber recht einfach selber machen.

Dazu braucht man eine beliebige Menge Propolis-Tinktur. Diese wird in ein Schälchen gefüllt und an warmer Stelle einige Wochen stehen gelassen, damit der Alkohol verdampft.

Zutaten

* Propolis-Tinktur in beliebiger Menge

Als Gerät brauchen Sie:

* Ein Schälchen zum Verdunsten

Fotoanleitung: Propolis-Extrakt

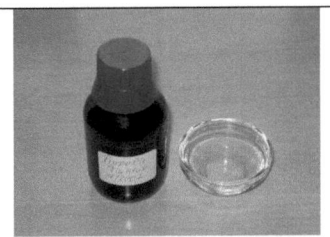	Sie brauchen Propolis-Tinktur und ein Schälchen. Gießen Sie die Tinktur in das Schälchen.
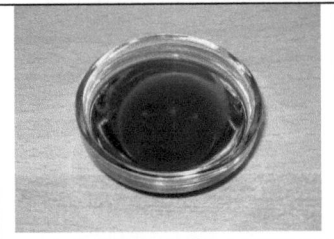	Stellen Sie das Schälchen an einen warmen Platz. Im Laufe der Zeit verdunstet der Alkohol. Die Zeitdauer hängt von der Wärme ab.
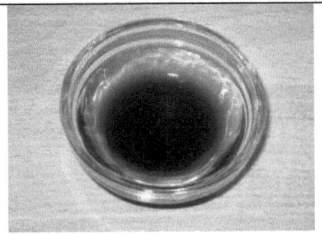	Nach etlichen Tagen oder einigen Wochen ist der Alkohol weitgehend verdampft und hinterlässt eine sirupartige Masse. Das ist der Propolis-Extrakt. Füllen Sie ihn in ein Salbendöschen, damit er nicht noch weiter eindickt.

Propolis in Creme einrühren

Propolis-Creme kann man manchmal im Handel kaufen. Aber die Creme-Grundlage ist nicht immer so, wie man sie persönlich gerne hätte.

Wenn man eine leichte, wasserreiche Propolis-Creme haben möchte, kann man sie aus der persönlichen Lieblingscreme und Propolis-Tinktur oder Extrakt einfach selbst zusammenrühren.

Damit die Tinktur von der Creme gut aufgenommen wird, sollte die Creme einen hohen Wasseranteil haben. Mit salbenartigen Fett-Cremes funktioniert das Einrühren oft nicht so gut.

Außerdem hat es Vorteile, wenn man eine möglichst duftneutrale Creme verwendet. Der Duft einer stark parfümierten Creme könnte sich mit dem intensiven Propolis-Duft beißen. Parfümfreie Cremes gibt es inzwischen in den meisten gut sortierten Drogerien zu kaufen.

Zutaten

Für 50 ml Propolis-Creme brauchen Sie:

- 50 ml parfümfreie, wasserreiche Creme
- 10 - 50 Tropfen Propolis-Tinktur oder Propolis-Extrakt

Als Geräte brauchen Sie:

- Ein Glas oder Schälchen mit breiter Öffnung zum Rühren
- Einen Löffelstiel oder ähnliches zum Umrühren
- Ein Salbendöschen für die Creme
- Ein Etikett zum Beschriften

Hinweis

Naturgemäß können wir nicht mit allen Cremes im Handel ausprobieren, ob sich Propolis-Tinktur oder Extrakt gut einrühren lassen. Daher kann es theoretisch passieren, dass eine Creme sich unerwünscht verhält, wenn man Propolis einarbeitet.

Falls die Creme beim Einrühren der Propolis-Tinktur anfängt, auch nur ein wenig auszuflocken oder sich merkwürdig zu verhalten, rühren Sie kräftig und fügen Sie kein weiteres Propolis hinzu.

Sicherheitshalber sollte man das Propolis-Einrühren erst mit einer kleinen Creme-Menge ausprobieren. Wenn man dann weiß, dass sich die Creme mit dem Propolis gut verträgt, kann man eine größere Menge verarbeiten.

Fotoanleitung: Propolis in Creme einrühren

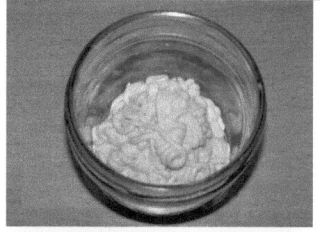	Geben Sie die Creme in ein Gefäß mit breiter Öffnung.
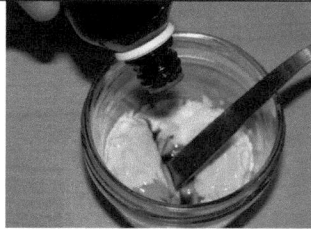	Tropfen Sie zunächst nur 10 Tropfen Tinktur unter ständigem Rühren in die Creme. Überprüfen Sie anschließend sorgfältig, ob die Creme die Tinktur gut annimmt. Erst danach tropfen Sie weitere 10 Tropfen Tinktur in die Creme und überprüfen Sie wieder.
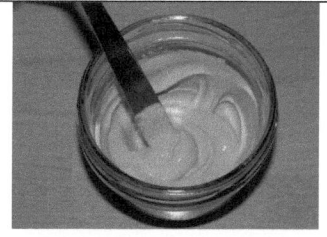	Wenn die Creme etwa 50 Tropfen Tinktur angenommen hat, ist für den Normalbedarf genug Propolis eingearbeitet. Wahrscheinlich würden viele Cremes bei größeren Propolis-Mengen ausflocken, was wir in der Praxis jedoch noch nicht beobachtet haben.
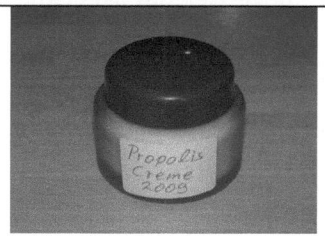	Wenn die Propolis-Tinktur gut in die Creme eingerührt ist, ist sie fertig. Füllen Sie die Creme in ein Salbendöschen. Beschriften Sie das Salbendöschen mit Inhalt und Datum.

Propolis-Salben und Cremes selbstgemacht

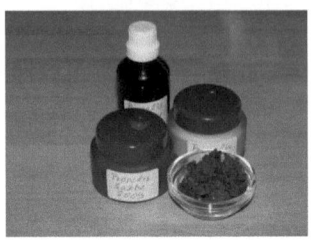

Cremes und Salben kann man relativ einfach vollständig selber herstellen.

In solche selbst hergestellten Cremes kann man Propolis einarbeiten. Dadurch erhält man selbst gemachte Propolis-Cremes.

Der Vorteil an den selbstgemachten Propolis-Cremes ist vor allem, dass man Kontrolle über die Auswahl der Zutaten hat. Man kann also beispielsweise auf mineralöl-haltige Zutaten verzichten und stattdessen natürliche Zutaten wie Pflanzenöl und Bienenwachs verwenden.

Grundlagen

Bevor man sich erstmals an die Herstellung einer Creme wagt, ist es sinnvoll, sich zunächst über ein paar wenige Grundlagen zu informieren.

Dann gelingt die Cremeherstellung mit Leichtigkeit und ist von Erfolg gekrönt.

Mengen

Mit den Mengen sollte man bei der Cremezubereitung sehr genau sein.

Man muss die Zutaten nicht auf die Goldwaage legen, aber sie sollten in etwa aufs Gramm genau abgewogen werden.

Für den Anfang empfehle ich folgende Geräte zum Messen der Mengen:

Messlöffel (2 ml ~ 2 gr)
Messbecher ca. 20 ml
Messbecher ca. 100 ml
Diabetiker-Waage (wenn möglich)

Kochvorgang

Meistens erhitze ich die Salbenbestandteile in simplen Marmeladengläsern, die in einer wassergefüllten Pfanne erhitzt werden. Hitzefeste Spezialgläser sind natürlich schicker, aber wenn sie sauber sind, sind Marmeladengläser durchaus brauchbar.

Salben

Salben bestehen ausschließlich aus fetthaltigen und fettlöslichen Substanzen. Daher sind Salben naturgemäß sehr fettig.

Weil Salben sehr einfach zusammengesetzt sind, kann man sie auch sehr einfach zubereiten.

Cremes

Cremes bestehen aus einer Fettphase, einer Wasserphase und einem Emulgator, der die beiden verbindet.

Durch den Emulgator können sich Fett und Wasser verbinden und es entsteht die gewohnte cremeartige Konsistenz.

Sauberkeit

In der Salbenküche ist das Wichtigste, dass man so hygienisch wie möglich arbeitet.

Die Arbeitsfläche muss sauber sein und alle Geräte möglichst heiß abgewaschen werden; Spülmittelreste und Dreck müssen unbedingt abgewaschen werden, sonst werden die Cremes schnell schimmelig.

Werkzeuge

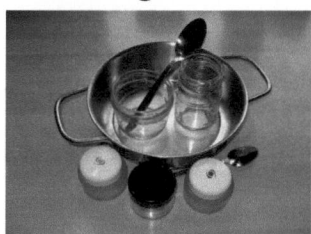 Schon mit einfachen Mitteln kann man Cremes selbst herstellen.

Natürlich kann man sich auch schickes Werkzeug speziell für diesen Zweck anschaffen. Das hat dann auch gewisse Vorteile, ist aber nicht unbedingt nötig.

Vor allem, wenn man das Geheimnis der Salbenküche erst einmal unverbindlich ausprobieren will, ist es hilfreich, wenn man nicht erst hunderte von Euros in die Ausstattung stecken muss.

Grundausstattung für Sparsame

- 3 saubere Marmeladen-Gläser
- 1 Pfanne
- 1 sauberen Esslöffel
- 1 Messlöffel, 2 ml
- 1 Meßbecher, 100 ml
- Gefäße für die Salben

Ergänzung für Interessierte

- 1 Meßbecher, 20 ml
- 1 Diabetiker-Waage, 250 g
- 2 feuerfeste Gläser, min. 100 ml
- 2 Glasrührstäbe (Achtung, leicht zerbrechlich)
- 1 Mixer mit einem einzelnen Rühreinsatz oder kleiner Milchauf-schäumer
- 1 Thermometer (ca. 0 - 150 °C)

Darüberhinaus kann man sich noch unendlich weiter ausstatten, aber das werden Sie selber sehen, was Sie zusätzlich noch brauchen.

Material für die Salbenküche

Das Material für die Salbenküche ist mannigfaltig. Es gibt einige Grund-substanzen, die regelmäßig verwendet werden, aber auch etliche selten benutzten Spezialstoffe.

Pflanzenöl

Pflanzenöle können fast alle empfohlen werden.

- Besonders edel sind Mandelöl und Jojobaöl.
- Olivenöl hat eine große Heilkraft.
- Sonnenblumenöl und Rapsöl sind preiswert und leicht.
- Andere Pflanzenöle sind auch geeignet.

Auch ein Ölauszug mit Kräutern ist geeignet, beispielsweise ein Ölaus-zug aus Pappelknospen. Pappelknospen werden auch von den Bienen besucht, um Propolis herzustellen. Beide duften ganz ähnlich.

Konsistenzgeber

Konsistenzgeber sind all die Stoffe, die die Mischung aus Öl und Wasser, bzw. Öl alleine eine schmierbare Creme bzw. Salbe machen.

Sie machen die Gesamtmischung dicker.

Die unterschiedlichen Konsistenzgeber wirken und verhalten sich unterschiedlich. In einer Salbe oder Creme können mehrere Konsistenz-geber gemischt werden.

- Bienenwachs hat eine gute Schutzwirkung, bleibt als Film schützend stehen und härtet recht stark.
- Kakaobutter fettet nachhaltig, macht die Creme geschmeidig und här-tet nur wenig.

- Sheabutter ist besonders hautfreundlich, macht die Creme sahnig und härtet nur wenig.
- Lanolin pflegt die Haut, macht die Creme etwas zäh und schützend und härtet nur wenig.

Emulgatoren

Emulgatoren sind das Geheimnis, das den Unterschied zwischen Salbe und Creme ausmacht.

Sie sind in der Lage Fett- und Wassermoleküle zu verbinden.

Lanolin anhydrid

Lanolin (=Wollwachs) ohne Wasser (=anhydrid) ist ein natürlicher Emulgator. Daraus kann man eine fettreiche Creme herstellen. Lanolin hat zudem eine ausgeprägte pflegende Wirkung, es stellt also gleichsam einen Wirkstoff dar.

Manche Menschen reagieren allergisch auf Lanolin, aber die meisten vertragen es sehr gut.

Wollwachsalkohole

Wollwachsalkohole sind der Bestandteil des Lanolins, der als Emulgator wirkt. Dieser Bestandteil wird auch das "Unverseifbare" genannt. Die lanolintypischen zähen und klebrigen Komponenten fehlen bei den Wollwachsalkoholen.

Die Wollwachsalkohole als Emulgator ergeben Cremes, die denen mit Lanolin als Emulgator ähneln, sie sind jedoch leichter, lockerer und weniger zäh. Wollwachsalkohole werden als rundliche, wachsartige Pastillen angeboten.

Tegomuls

Tegomuls ist ein Emulgator, mit dem man wasserreiche Cremes herstellen kann. Die entstehenden Cremes werden Öl-in-Wasser-Cremes, die sich als Gesichtscremes eignen.

Wasser

Für eine Wasserphase braucht man meistens Wasser.

Wenn man ganz sicher gehen will, kann man destilliertes Wasser nehmen. Ich habe jedoch seit langem gute Erfahrungen mit einfachem stillen Mineralwasser gemacht.

Wenn man sich etwas gönnen will, kann man statt Mineralwasser auch Rosenwasser oder Orangenblütenwasser einsetzen. Für unreine Haut eignet sich auch Hamameliswasser.

Haltbarkeit

Selbstgemachte Cremes sind leider meistens nicht lange haltbar.

Wie lange sie genau halten, hängt von mehreren Faktoren ab, darunter in erster Linie viel Glück.

Manch eine Creme bleibt nur wenige Tage gut, manch andere hält sich ein Jahr. Häufige Haltbarkeitszeiten für selbst gemachte Cremes liegen zwischen zwei Wochen und drei Monaten.

Wichtig für die Haltbarkeit ist vor allem, wie hygienisch man bei der Zubereitung arbeitet.

Am besten wäscht man alle verwendeten Gerätschaften vorher in der Spülmaschine oder von Hand mit besonders heißem Wasser.

Cremes, Lotionen und Gele mit einem hohen Wasseranteil werden schneller schlecht als Cremes mit niedrigem Wasseranteil oder Salben ganz ohne Wasser.

Häufig verwendet man bei selbst gemachter Kosmetik keine speziellen Konservierungsmittel, um die Cremes so natürlich wie möglich zu belassen.

Ätherische Öle wirken jedoch als milde Konservierungsmittel, neben ihrem Duft und ihren jeweiligen Heilwirkungen.

Bezugsquellen

Zutaten für einfache reine Fett-Salben bekommt man in Lebensmittelläden und in Apotheken.

Bienenwachs, Kakaobutter, Sheabutter, wasserfreies Wollwachs und Tegomuls kann man in Läden wie Spinnrad kaufen. Auch in Apotheken kann man sich die Zutaten bestellen.

Propolis-Salbe selbstgemacht

Eine selbstgemachte Propolis-Salbe besteht ausschließlich aus fettlöslichen Bestandteilen. Sie ist recht einfach herzustellen.

Das Grundrezept für eine Propolis-Salbe enthält zusätzlich zum Propolis noch Bienenwachs und Honig. Es ist daher eigentlich eine Bienensalbe mit mehreren Bienenprodukten.

Zutaten

Für eine Propolis-Salbe brauchen Sie folgende Zutaten:

- 50 ml gutes Pflanzenöl
- 2 gr Bienenwachs
- 3 gr Honig
- 20 - 50 Tropfen Propolis-Tinktur oder Propolis-Extrakt

Obwohl eine reine Fettsalbe normalerweise keine Tinktur aufnehmen kann, funktioniert es bei der Propolis-Salbe problemlos, denn sowohl Bienenwachs als auch Honig haben leicht emulgierende Wirkungen. Das ermöglicht die Aufnahme der Propolis-Tinktur.

Fotoanleitung: Propolis-Salbe

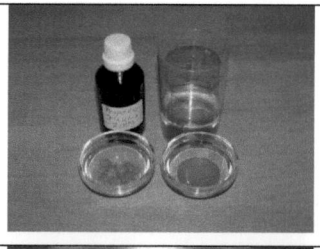	Stellen Sie die Zutaten bereit.
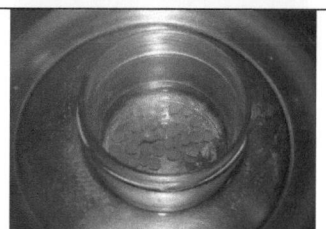	Geben Sie das Pflanzenöl und das Bienenwachs in ein hitzefestes Glas. Stellen Sie das Glas in ein köchelndes Wasserbad.

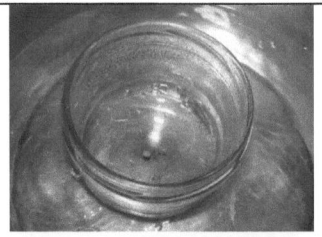

Warten Sie bis das Wachs geschmolzen ist.

Nehmen Sie das Glas mit der Salben-mischung aus dem Wasserbad und lassen sie es abkühlen.

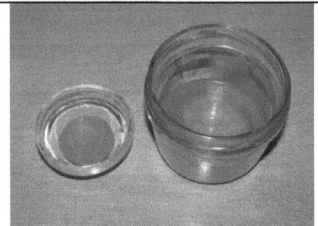

Warten Sie, bis die Salbe an den Rändern langsam andickt.

Geben Sie dann den Honig hinzu und rühren Sie ihn gut unter.

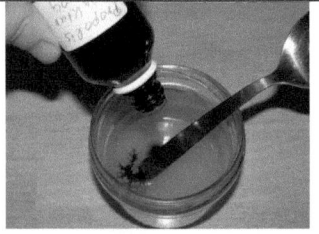

Tropfen Sie anschließend die Propolis-Tinktur oder den Propolis-Extrakt in die Salben-Mischung.

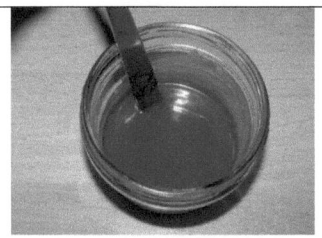

Rühren Sie die Propolis-Tinktur gründlich unter.

Die Salbe wird dadurch bräunlich.

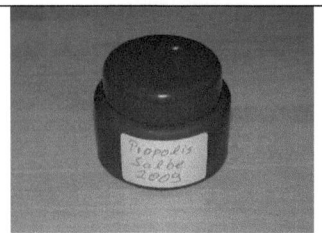

Füllen Sie die noch weiche Salbe in ein Salbendöschen.

Beschriften Sie das Salbendöschen.

Innerhalb einiger Stunden wird die Salbe fester werden.

Variationen des Salben-Rezeptes

Für die Propolis-Salbe gibt es zahlreiche Variations-Möglichkeiten.

Nachfolgend finden Sie einige Rezepte für Variationen. Alle werden im Prinzip auf die gleiche Weise hergestellt. Wenn Sie etwas Erfahrung mit der Salbenbereitung haben, können Sie sich auch eigene Rezept-Variationen ausdenken.

Salbe mit Lanolin

Diese Salbe ist durch den Anteil an Lanolin fast eine Emulsion, sie wird also eigentlich eine Creme. Das Lanolin bindet mehr Propolis-Tinktur als im anderen Rezept.

- 50 ml Pflanzenöl
- 2 gr Bienenwachs
- 2-4 gr Lanolin anhydrid
- 20 - 100 Tropfen Propolis-Tinktur

Salbe mit Sheabutter

Sheabutter ist enorm hautpflegend und hat zudem leichte Emulgator-Fähigkeiten. Daher kann etwas mehr Propolis-Tinktur eingearbeitet werden als ohne Sheabutter. Da Sheabutter hitzeempfindlich ist, wird sie, wie der Honig, erst nach einer gewissen Abkühlung zur Salbe hinzugefügt.

- 50 ml Pflanzenöl
- 2 gr Bienenwachs
- 2-4 gr Sheabutter
- 20 - 50 Tropfen Propolis-Tinktur

Salbe mit ätherischen Ölen

Mit ätherischen Ölen kann man die Wirksamkeit der Salbe noch erhöhen. Ätherische Öle duften nämlich nicht nur intensiv, sie haben auch eine ausgeprägte Heilwirkung auf die Haut.

- 50 ml Pflanzenöl
- 3 gr Bienenwachs
- 2 gr Bienenhonig (hitzeempfindlich)
- 20 - 30 Tropfen Propolis-Tinktur
- 10 - 30 Tropfen ätherisches Öl nach Wahl, z.B. Latschenkiefer, Teebaum oder Lavendel

Propolis-Creme selbstgemacht

Eine selbst gemachte Creme ist etwas schwieriger herzustellen als eine Salbe, aber insgesamt immer noch recht einfach.

Bei einer Creme wird außer den fettlöslichen Zutaten noch eine Wasserphase eingearbeitet. Daher werden zwei Gefäße im Wasserbad erhitzt, die anschließend miteinander vermischt werden.

Das Grundrezept der Propolis-Creme wird mit Lanolin als Emulgator zubereitet. Das ergibt eine schwere, etwas zähe Creme.

Das Propolis wird dieser Creme als Tinktur hinzugefügt. In diesem Rezept werden 50 Tropfen Propolis-Tinktur verwendet, das sind etwa 5 ml. Man kann auch bis zur doppelten Menge verwenden, dann muss man entsprechend die Wassermenge verringern. Alternativ zur Propolis-Tinktur kann man auch den sirupartigen Propolis-Extrakt verwenden.

Zur Verdickung der Creme wird Bienenwachs verwendet, passend zum Propolis ein weiteres Bienenprodukt, das hautpflegende Eigenschaften hat.

Zutaten

- 30 ml gutes Pflanzenöl oder Kräuter-Ölauszug
- 15 gr Lanolin anhydrid
- 4 gr Bienenwachs
- 25 ml Wasser (Mineralwasser oder destilliertes Wasser)
- 50 Tropfen Propolis-Tinktur oder Propolis-Extrakt

Fotoanleitung: Propolis-Creme selbstgemacht

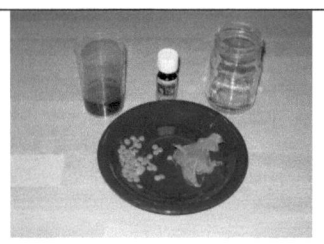	Stellen Sie die Zutaten bereit.

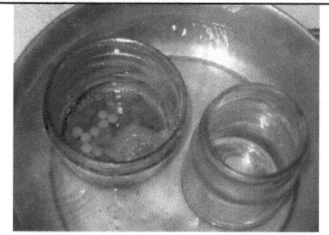	Geben Sie Öl und Bienenwachs in ein hitzefestes Glas. Geben Sie Wasser und Propolis-Tinktur in ein weiteres Glas. Stellen Sie beide Gläser in ein köchelndes Wasserbad.
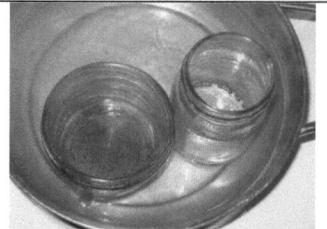	Warten Sie, bis das Bienenwachs geschmolzen ist. Beide Cremephasen haben dann erfahrungsgemäß die richtige Temperatur erreicht. Nehmen Sie die Gläser aus dem Wasserbad.
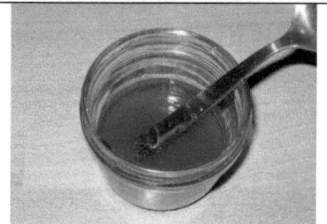	Gießen Sie die Wasserphase unter ständigem Rühren in die Fettphase. Rühren Sie ununterbrochen, bis die Creme erkaltet und cremeartig wird. Dazu können Sie auch einen Mixer verwenden.
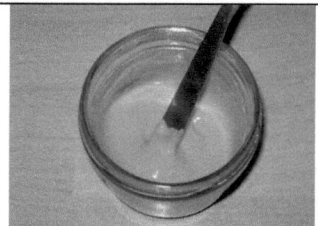	Nach einer Weile ist die Crememasse abgekühlt und die Creme sieht aus wie eine richtige Creme.
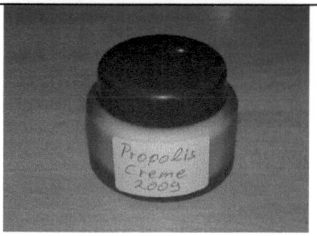	Füllen Sie die Creme in ein Salbendöschen. Beschriften Sie das Salbendöschen mit Inhalt und Datum.

Variationen des Creme-Rezeptes

Das Rezept für eine Propolis-Creme lässt sich vielfältig abwandeln. Nachfolgend finden Sie einige Rezept-Variationen.

Die Zubereitung der Creme-Variationen entspricht weitgehend der Zubereitung des Grundrezeptes mit Lanolin.

Wenn Sie etwas Erfahrung mit der Cremebereitung haben, können Sie sich auch eigene Rezept-Variationen ausdenken. Zusatzwirkstoffe und ätherische Öle können nahezu nach Belieben ergänzt werden.

Weil Propolis konservierende Wirkungen hat, braucht man nicht unbedingt ein Konservierungsmittel. Die Cremes halten dennoch nicht so lange wie reine Fettsalben.

Creme mit Sheabutter oder Kakaobutter

In dieser Rezept-Variation wird ein Teil des Bienenwachses durch die weiche, hautpflegende Sheabutter ersetzt. Da Sheabutter hitzeempfindlich ist, sollte sie der Fettphase erst nach dem heißen Wasserbad zugefügt werden.

Alternativ zur Sheabutter können Sie auch Kakaobutter verwenden oder beide mischen.

- 30 ml Pflanzenöl oder Kräuter-Ölauszug
- 15 gr Lanolin anhydrid
- 2 gr Bienenwachs
- 4 - 5 gr Sheabutter oder Kakaobutter
- 25 ml Wasser (Mineralwasser oder destilliertes Wasser)
- 50 Tropfen Propolis-Tinktur oder Propolis-Extrakt

Creme mit Wollwachsalkoholen als Emulgator

Wollwachsalkohole als Emulgator ergeben Cremes, die sich angenehmer verstreichen lassen als Lanolin-Cremes. Sie sind auch weniger allergieanfällig.

- 30 ml Pflanzenöl oder Kräuter-Ölauszug
- 5 gr Wollwachsalkohole
- 1 - 2 gr Bienenwachs
- 25 ml Wasser (Mineralwasser oder destilliertes Wasser)
- 50 Tropfen Propolis-Tinktur oder Propolis-Extrakt

Mittelleichte Creme mit Emulsan als Emulgator

Mit dem Emulgator Emulsan können Sie leichtere Cremes zubereiten als mit Lanolin oder Wollwachsalkoholen. Die Cremes sind aber nach wie vor relativ fettreich.

- 15 ml Pflanzenöl oder Kräuter-Ölauszug
- 3 gr Emulsan
- 1 - 2 gr Bienenwachs
- oder: 2 gr Sheabutter
- oder: 2 gr Kakaobutter
- oder: 3 gr Lanolin
- oder Mischungen der Konsistenzgeber
- 32 ml Wasser (Mineralwasser oder destilliertes Wasser)
- 10 - 50 Tropfen Propolis-Tinktur

Leichte Creme mit Tegomuls als Emulgator

Für eine erheblich leichte Creme, die sich auch als Gesichtscreme eignet, brauchen Sie einen anderen Emulgator, beispielsweise Tegomuls.

- 12 ml Pflanzenöl oder Kräuter-Ölauszug
- 4 gr Tegomuls
- 2 - 3 gr Bienenwachs
- oder: 6 gr Kakaobutter, Sheabutter oder Lanolin
- oder: 1,5 - 2 gr Cetylalkohol
- oder: 2 - 3 gr Walratersatz
- oder Mischungen der Konsistenzgeber
- 40 - 50 ml Wasser (Mineralwasser oder destilliertes Wasser)
- 10 - 50 Tropfen Propolis-Tinktur

Propolis-Lotion

Mit Tegomuls können Sie auch Lotionen herstellen, indem Sie Konsistenzgeber weitgehend weglassen und viel Wasser nehmen.

- 50 ml Pflanzenöl oder Kräuter-Ölauszug
- 10 gr Tegomuls
- 5 - 10 gr Sheabutter oder Kakaobutter
- 160 - 200 ml Wasser (Mineralwasser oder destilliertes Wasser)
- 20 - 10 Tropfen Propolis-Tinktur

Andere Bienenheilmittel

Außer Propolis produzieren Bienen noch mehrere weitere Substanzen, die man als Heilmittel anwenden kann.

Weil die Heilwirkung der Bienenprodukte so vielseitig ist, spricht man sogar von Apitherapie. Die Apitherapie ist ein eigener Zweig der Naturheilkunde.

Honig

Honig ist das bekannteste Produkte aus dem Bienenstock.

In erster Linie wird Honig als beliebtes Süßungsmittel und Brotaufstrich verwendet.

Doch damit sind die Fähigkeiten des Honigs noch lange nicht erschöpft, denn er enthält eine Menge gesunde und heilkräftige Substanzen.

Außer Traubenzucker und Fruchtzucker enthält Honig in unterschiedlichen Mengen Vitamine, Spurenelemente, Fermente, natürliche Antibiotika, Hormone und einige Aminosäuren.

Die natürlichen Antibiotika und einige andere Honigwirkstoffe sind hitzeempfindlich. Daher darf man Honig nicht kochen oder backen, wenn man seine medizinischen Fähigkeiten nutzen will.

Je nach Sorte enthält Honig noch weitere Inhaltstoffe. Daher haben verschiedene Honigsorten auch unterschiedliche Heilwirkungen. Honige, die vorwiegend aus den Pollen einer einzelnen Pflanzenart gewonnen werden, haben meist ähnliche Heilwirkungen wie diese Pflanze, beispielsweise Eukalyptushonig gegen Husten.

Generell wirkt Honig stärkend auf den gesamten Organismus. Er stärkt die Abwehrkräfte, hilft bei der Rekonvaleszenz und gibt Kraft in anstrengenden Lebenslagen.

Um in den Genuss dieser Heilwirkungen zu gelangen, kann man den Honig einfach essen, sei es auf Brot oder pur. Auch als Süßungsmittel in Tee kann man Honig verwenden, jedoch sollte der Tee dann nicht mehr allzu heiß sein.

Ein ganz besonderer Honig ist der neuseeländische Manuka-Honig, der sogar von der Schulmedizin als Heilmittel eingesetzt wird.

Mit Honig kann man auch einige Spezial-Anwendungen durchführen.

Heiße Milch mit Honig

Der Klassiker unter den Honig-Anwendungen ist die heiße Milch mit Honig.

Sie hilft gegen Husten, Bronchitis und Schlaflosigkeit.

Wegen der Hitze der Milch und der Hitzeempfindlichkeit des Honigs gibt es zahlreiche Diskussionen. Zusammenfassend kann man sagen, dass es dem Honig nicht über Gebühr schadet, wenn man ihn in trinkheiße Milch einrührt und diese dann sofort trinkt. Man sollte den Honig jedoch nicht mitkochen und auch nicht lange in heißer Milch stehen lassen.

So bereitet man eine heiße Milch mit Honig zu:

- Erhitzen Sie eine Tasse voll Milch in einem kleinen Topf bis sie heiß ist. Die Milch braucht nicht zu kochen.
- Nehmen Sie die Milch von der Herdplatte und füllen Sie sie in eine Tasse.
- Rühren Sie ein bis zwei Teelöffel Honig in die heiße Milch.
- Trinken Sie die heiße Milch mit Honig gleich anschließend in kleinen Schlucken.

Honig-Pflaster gegen Furunkel

Honig hat ausgezeichnete Fähigkeiten, um bei Furunkeln und anderen äußerlichen Abszessen die Entzündung zum Reifen zu bringen.

Dazu wendet man ein Honig-Pflaster an. So ein Honig-Pflaster ist eine etwas klebrige Angelegenheit, aber die Wirkung ist so gut, das die Meisten die Klebrigkeit gerne in Kauf nehmen.

So wendet man ein Honig-Pflaster an:

- Nehmen Sie ein sehr großes Pflaster und entfernen Sie die Klebschutz-Streifen.
- Geben Sie etwa eine Messerspitze voll Honig auf die Mitte des Pflasters.
- Kleben Sie das Pflaster an die zu behandelnde Stelle.
- Lassen Sie das Honig-Pflaster mindestens über Nacht einwirken.
- Entfernen Sie das Pflaster und waschen Sie die behandelte Stelle gründlich, damit sie nicht mehr klebt.
- Auf Wunsch kann man das Honig-Pflaster anschließend wiederholen.

Blütenpollen

Die Blütenpollen, manchmal auch Bienenpollen genannt, entstammen ursprünglich den Pflanzen. Es sind die Pollen der männlichen Blüten. Sie werden von den Pflanzen zur Fortpflanzung verwendet.

Bienen sammeln die Pollen, um sich davon zu ernähren. Pollen enthalten nämlich viel Eiweiß und auch eine gewisse Menge Fett.

Beim Besuch einer Blüte bleiben die Pollen im Pelz der Biene hängen. Wenn sie die Blüte wieder verlassen, putzen sich die Bienen und verkleben die Pollen mit ihrer Spucke zu kleinen Klümpchen, die sie in Taschen an ihren Hinterbeinen zum Bienenstock transportieren.

Unterwegs befruchten die Bienen übrigens auch noch andere Blüten mit den mitgenommenen Pollen, sodass die Pflanzen Früchte tragen können.

Am Bienenstock angekommen, werden die Pollenklümpchen abgestreift. Ein Teil dieser Pollen wird von den Imkern gesammelt und als Pollen angeboten.

Die Anreicherung der Pollen durch die Bienenspucke startet einen Fermentierungsprozess, der die heilwirksamen Stoffe der Pollen nutzbar macht. Daher wird der Bienenpollen verwendet und nicht der Pollen direkt von der Pflanze.

Bienenpollen ist eine sehr gehaltvolle Kraftnahrung mit vielen lebenswichtigen Aminosäuren.

Außerdem enthalten die Bienenpollen Vitamine, Mineralstoffe, Spurenelemente.

Pollen gelten als eine Art lebensverlängernder Jungbrunnen, wenn man sie regelmäßig zu sich nimmt.

Da die Pollen auch Aminosäuren enthalten, die für die Gehirntätigkeit unentbehrlich sind, kann man sie auch zur Stärkung der Geisteskraft einsetzen.

Etwa ein gestrichener Teelöffel voll Bienenpollen täglich reicht aus, um den Aminosäuren-Bedarf eines Erwachsenen zu decken.

Man isst die Pollen entweder einfach so, oder man streut sie ins Müsli, in Jogurt oder andere Speisen.

Gelee Royal

Gelee Royal ist die spezielle Substanz, mit der die Bienen-Königinnen und die ganz jungen Bienenmaden gefüttert werden. Normale Bienenmaden erhalten diesen besonderen Stoff nur in den ersten drei Tagen. Anschließend werden sie mit Pollen und Honig gefüttert.

Eine Bienen-Königin erhält in ihrer gesamten Zeit als Made und auch in ihrem späteren Leben ausschließlich Gelee Royal als Nahrungsmittel. Durch diese Spezialnahrung wird sie zur Königin. Das Gelee Royal wird von jungen Bienen aus Futtersaftdrüsen am Kopf abgesondert.

So wie Gelee Royal den Bienenköniginnen zu großer Vitalität, Langlebigkeit und Fruchtbarkeit verhilft, kann es auch Menschen zu einer verbesserten Gesundheit verhelfen. Es fördert den Zellstoffwechsel und dadurch die Vitalität und Lebenskraft. Man kann es gegen Schwäche, Wechseljahrsbeschwerden und Alterserscheinungen einsetzen.

Täglich nimmt man am besten etwa 1 Gramm Gelee Royal ein.

Wer den Geschmack oder die Konsistenz nicht mag, kann Gelee Royal in Kapseln verwenden.

Besonders gut wirkt Gelee Royal, wenn man es mit Honig und Pollen mischt. Im Handel findet man manchmal auch fertig gemischten Gelee-Royal-Honig.

Bienenwachs

Bienenwachs hat in Salben und Cremes eine schützende und heilende Wirkung auf die Haut.

Daher ist es in der Salbenküche zugleich Konsistenzgeber und Wirkstoff.

Bienengift

Das Bienengift hat eine gewisse Reizwirkung auf den menschlichen Körper und kann rheumatische Erkrankungen, Neuralgien und Entzündungen des Bewegungsapparates lindern.

Bienengift ist in einigen apothekenpflichtigen Salben enthalten und wird auch von manchen Ärzten als Spritze verabreicht.

Anwendungsgebiete für Propolis

Auf den folgenden Seiten finden Sie zahlreiche Anwendungsgebiete, bei denen Propolis helfen kann.

Auf einen erklärenden Text folgen immer einige wichtige Informationen darüber, wann man zu Arzt muss und wie das Gesundheitsproblem behandelt werden kann.

Folgende Punkte werden aufgeführt:

Wann zum Arzt: Wann man zum Arzt gehen sollte.

Schulmedizin: Wie die Schulmedizin die Krankheit behandelt.

Heilpflanzen: Heilkräuter, die sich zur Behandlung eignen.

Hausmittel: Geeignete Hausmittel.

Bienenprodukte: Verschiedene Bienenprodukte, die helfen können.

Propolis-Behandlung: Behandlungsmöglichkeiten mit Propolis

Abszesse

Ein Abszess ist eine eitrige Entzündung unter der Haut oder im Körperinnern. Ein größerer Abszess kann sehr gefährlich sein, weil er sich zu einer Blutvergiftung entwickeln kann. Furunkel sind besonders häufig auftretende Abszesse.

Wann zum Arzt: Bei Verdacht auf einen Abszess

Schulmedizin: Chirurgische Öffnung, Antibiotika

Heilpflanzen: Bockshornklee, Kamille, Teebaum

Hausmittel: Heilerde, Schwedenkräuter, Kolloidales Silber

Bienenprodukte: Honig

Propolis-Behandlung:

- Tinktur auftragen
- Verdünnte Tinktur auftragen und damit waschen
- Mit Propolis-Salbe einreiben
- Mit Propolis-Creme eincremen

Abwehrschwäche

Viele Menschen leiden unter häufigen Infektionskrankheiten und stecken sich leicht an. Dahinter steckt meistens keine schlimme Erkrankung, sondern mehrere Faktoren wie Stress, Schlafmangel, Ernährungsfehler, Bewegungsmangel.

Wenn die Infektanfälligkeit jedoch sehr stark ausgeprägt ist, sollte man von einem Arzt untersuchen lassen, ob nicht doch mehr dahinter steckt.

Zur Stärkung der Infektabwehr hilft meistens Bewegung an frischer Luft, Wechselduschen und ausreichend schlafen.

Wann zum Arzt: Bei sehr häufigen Infektionen

Heilpflanzen: Sonnenhut (Echinacea)

Hausmittel: Kaltwasser-Anwendungen, Schwedenkräuter, Kolloidales Silber

Bienenprodukte: Honig, Bienenpollen, Gelee Royal

Propolis-Behandlung:

- Mehrmals täglich Kapseln mit Propolis-Pulver einnehmen
- Verdünnte Tinktur trinken
- Harz kauen
- Propolis-Bonbons lutschen
- Pulver mit Honig einnehmen

Akne / Pickel

Bei der Behandlung der Akne ist es wichtig, dass die betroffene Haut regelmäßig gut gereinigt wird. Auch sollte man keine Cremes verwenden, die zu viel Fett enthalten oder Substanzen, die die Mitesser-Bildung fördern.

Mit Propolis-Tinktur kann man die betroffenen Hautstelle abtupfen. Dies hat eine reinigende und desinfizierende Wirkung. Außerdem werden Entzündungsprozesse verringert.

Wann zum Arzt: Bei sehr starker Akne

Schulmedizin: Vitamin-A-Säure

Heilpflanzen: Kamille, Kampfer, Schafgarbe,

Hausmittel: Gesichtsdampfbad, Schwedenkräuter, Kolloidales Silber

Propolis-Behandlung:

- Tinktur auftragen
- Verdünnte Tinktur auftragen und damit waschen
- Mit Propolis-Creme eincremen

Allergien

Die Neigung zu Allergien wird immer häufiger. Zum einen wird eine Allergieneigung vererbt, aber oft ist es erst das Aufwachsen in einer schmutzarmen Umgebung, das einer Allergie zum Ausbruch verhilft.

Bei einer Allergie kommt es zu einer sofortigen Körperreaktion auf kleinste Mengen eines Allergieauslösers.

Die häufigste Allergie ist der Heuschnupfen, aber auch Nahrungsmittelallergien sind relativ verbreitet. Im Unterschied zu einer Unverträglichkeit kommt es bei einer Nahrungsmittelallergie schon bei kleinsten Mengen des Nahrungsmittels zu einer sofortigen heftigen Reaktion, z.B. Atemnot, Anschwellen im Hals und Gesicht.

Wann zum Arzt: in schweren Fällen

Schulmedizin: Antiallergische Medikamente, Desensibilisierung

Heilpflanzen: Augentrost, Huflattich, Pestwurz

Hausmittel: Schwedenkräuter, Kaltwasser-Anwendungen

Bienenprodukte: Honig, Bienenpollen, Gelee Royal

Propolis-Behandlung:

- Mehrmals täglich Kapseln mit Propolis-Pulver einnehmen
- Verdünnte Tinktur trinken

Altersbeschwerden

Im höheren Alter treten häufig eine Vielzahl von Gesundheitsbeschwerden auf. Zwar kann man diese Beschwerden alle einzeln betrachten, man kann die typischen Beschwerden, wie beispielsweise Gelenkschmerzen, Durchblutungsstörungen, Sehschwäche, Gedächtnisschwäche, trockene Haut auch als Altersbeschwerden zusammenfassen.

Wann zum Arzt: Wenn man unter starken oder ungeklärten Beschwerden leidet

Schulmedizin: Je nach Ursache

Heilpflanzen: Ginseng, Ginkgo, Koblauch

Hausmittel: Schwedenkräuter, Kaltwasser-Anwendungen

Bienenprodukte: Blütenpollen, Honig, Gelee Royal

Propolis-Behandlung:

- Mehrmals täglich Kapseln mit Propolis-Pulver einnehmen
- Verdünnte Tinktur trinken
- Harz kauen
- Pulver mit Honig einnehmen
- Juckende Haut mit Propolis-Creme eincremen

Angina / Mandelentzündung

Mandelentzündungen werden häufig durch Bakterien verursacht und können schwere, fieberhafte Erkrankungen sein.

Wegen der Gefahr des Übergreifens auf das Herz, darf man Mandelentzündungen nicht auf die leichte Schulter nehmen.

Wann zum Arzt: Bei Fieber mit Halsschmerzen

Schulmedizin: Antibiotika

Heilpflanzen: Salbei, Kamille, Huflattich, Myrrhe, Tormentill

Hausmittel: Schwedenkräuter, Kolloidales Silber

Bienenprodukte: Honig (mit heißer Milch)

Propolis-Behandlung:

- Mehrmals täglich Kapseln mit Propolis-Pulver einnehmen
- Verdünnte Tinktur trinken und damit gurgeln
- Harz kauen
- Propolis-Bonbons lutschen
- Pulver mit Honig einnehmen

Arteriosklerose

Von Arteriosklerose spricht man, wenn die Blutgefäße unelastischer und durch Ablagerungen verengt werden. Arteriosklerose tritt sehr häufig im höheren Lebensalter auf. Sie führt zu Durchblutungsstörungen und kann unter anderem Herzinfarkt oder Schlaganfall als Folge haben.

Daher ist es wichtig, ein Fortschreiten der Arteriosklerose möglichst zu verhindern.

Wann zum Arzt: Bei Durchblutungsstörungen

Schulmedizin: Medikamente, Abnehmen

Heilpflanzen: Ginkgo, Knoblauch, Mistel

Hausmittel: Wasser-Anwendungen

Bienenprodukte: Gelee Royal

Propolis-Behandlung:

- Mehrmals täglich Kapseln mit Propolis-Pulver einnehmen
- Verdünnte Tinktur trinken
- Harz kauen

Asthma

Bronchialasthma ist eine chronische Erkrankung, bei der es zu Atemnot-Anfällen kommt. Dabei ist die Ausatmung erschwert, auch wenn es dem Betroffenen so scheint, als könnte er nicht einatmen.

Häufig geht Asthma mit der Neigung zu Allergien und Hauterkrankungen wie Neurodermitis einher.

Wann zum Arzt: Bei Verdacht auf Asthma. Bei schwerer Atemnot Notarzt rufen!

Schulmedizin: Asthma-Spray, Kortison

Heilpflanzen: Huflattich, Kiefer, Spitzwegerich

Hausmittel: Inhalation mit Meersalz

Propolis-Behandlung:

- Mehrmals täglich Kapseln mit Propolis-Pulver einnehmen
- Verdünnte Tinktur trinken
- Harz kauen
- Pulver mit Honig einnehmen

Bindehautentzündung

Augen können durch Überanstrengungen, lange Bildschirmarbeit, Zugluft oder Infektionen schmerzhaft gereizt sein oder sich gar entzünden.

Gegen gereizte Augen helfen feuchtigkeits-fördernde Augentropfen, die rezeptfrei in Apotheken und Drogerien erhältlich sind.

Mithilfe von Propolis kann man diese Entzündung lindern. Dazu tropft man die Propolis-Tinktur jedoch nicht direkt in die Augen, weil sie es viel zu scharf ist. Man reibt die Propolis-Tinktur über die Augenlider und Augenwinkel oder legt einen kleinen Umschlag auf.

Wann zum Arzt: Bei Sehstörungen und Eiterung

Schulmedizin: Augentropfen

Heilpflanzen: Keine Heilpflanzen im Auge anwenden!

Hausmittel: Augen mit hohler Hand 1-5 Minuten lang zu halten, Kolloidales Silber

Propolis-Behandlung:

* Propolis-Tinktur auf Augenlid und in Augenwinkel streichen

Blähungen

Bei Blähungen bilden sich Gase in den Därmen. Diese Gase können durch Verdauungsprozesse entstehen, beispielsweise weil man bestimmte Nahrungsmittel nicht verträgt. Häufig gehen Blähungen als Winde ab. Das kann zwar unerfreulich riechen, bringt dem Betroffenen jedoch Erleichterung.

Wenn die Winde nicht abgehen, sammelt sich immer mehr Luft im Bauchraum. Dies kann sehr schmerzhaft werden. Bei schmerzhaften Blähungen legt man am besten eine Wärmflasche auf den Bauch. Auch zahlreiche Heilkräuter helfen gegen Blähungen, die man am besten als Tee in kleinen Schlucken trinkt.

Wann zum Arzt: Wenn die Schmerzen sehr stark sind und auch andere Ursachen haben könnten, z.B. Gallenkolik, Blindarmentzündung

Schulmedizin: Entkrampfende Mittel

Heilpflanzen: Fenchel, Anis, Kümmel, Angelika, Kalmus

Hausmittel: Wärmflasche, warmer Umschlag, Schwedenkräuter

Bienenprodukte: Honig (vor allem Thymian-Honig)

Propolis-Behandlung:

* Mehrmals täglich Kapseln mit Propolis-Pulver einnehmen
* Verdünnte Tinktur trinken
* Pulver mit Honig einnehmen
* Harz kauen

Blasenentzündung

Von Blasenentzündungen sind in erster Linie Frauen betroffen. Wenn eine Blasenentzündung nicht sorgfältig behandelt wird, kann sie chronisch werden oder immer wieder auftreten. Auch eine gefährliche Nierenbeckenentzündung kann sich aus einer Blasenentzündung entwickeln.

Daher ist es wichtig, dass eine Blasenentzündung gründlich behandelt wird.

Wann zum Arzt: Bei Fieber oder starken Beschwerden

Schulmedizin: Antibiotika

Heilpflanzen: Bärentraubenblätter, Birkenblätter, Goldrute

Hausmittel: Viel trinken, Wärmflasche, Cranberry-Saft, Kolloidales Silber

Bienenprodukte: Honig

Propolis-Behandlung:

- Mehrmals täglich Kapseln mit Propolis-Pulver einnehmen
- Verdünnte Tinktur trinken
- Harz kauen

Bluthochdruck

Viele Menschen leiden ab dem mittleren Alter unter Bluthochdruck. Auch wenn der hohe Blutdruck selbst oft kaum für starke Beschwerden sorgt, kann er gefährliche Folgen haben, wie beispielsweise Herzinfarkt oder Schlaganfall.

In vielen Fällen ist die Neigung zu hohem Blutdruck angeboren. Aber eine entspannte Lebensweise, regelmäßige Bewegung, ausreichend trinken und eine gesunde Ernährung kann viel dazu beitragen, dass sich der hohe Blutdruck in vertretbaren Grenzen hält.

Wann zum Arzt: Bei Verdacht auf Bluthochdruck

Schulmedizin: Medikamente, z.B. Betablocker, Diuretika

Heilpflanzen: Mistel, Berberitze, Knoblauch

Hausmittel: Bewegung, viel trinken

Bienenprodukte: Honig, Bienenpollen, Gelee Royal

Propolis-Behandlung:

- Mehrmals täglich Kapseln mit Propolis-Pulver einnehmen
- Verdünnte Tinktur trinken
- Pulver mit Honig einnehmen

Borreliose

Die Borreliose ist eine neue Erkrankung, die durch Bakterien verursacht wird, die von Zecken übertragen werden.

Bei der Borreliose kann es zu zahlreichen verschiedenen Krankheitserscheinungen kommen. Besonders ausgeprägt sind Schwäche, Entzündungen, Gelenkprobleme, Schmerzen und neurologische Beschwerden.

Zu Beginn der Erkrankung entzündet sich oft die Biss-Stelle der Zecke mit einer wandernden Rötung.

Wenn man den Körper nach einem Aufenthalt im Freien sofort nach Zecken absucht und diese gleich entfernt, besteht kaum Borreliose-Gefahr, weil die Erreger meist erst nach 24 Stunden von der Zecke auf den Menschen über gehen.

Die Borreliose sollte unbedingt so früh wie möglich mit Antibiotika behandelt werden. Zusätzlich ist meistens noch eine Nachbehandlung nötig, beispielsweise mit Kardentinktur oder Propolis.

Wann zum Arzt: Bei entzündlich geröteten Zeckenstichen

Schulmedizin: Antibiotika

Heilpflanzen: Karden-Wurzel

Hausmittel: Lange Hosen, Zecken schnell entfernen, Schwedenkräuter

Propolis-Behandlung:

- Mehrmals täglich Kapseln mit Propolis-Pulver einnehmen
- Verdünnte Tinktur trinken
- Pulver mit Honig einnehmen
- Betroffene Bereiche mit Propolis-Salbe einreiben

Bronchitis

Bronchitis ist eine meist bakterielle Entzündung der Bronchien, bei der es zu Husten und Schmerzen im Brustkorb kommt. Wenn eine Bronchitis nicht sorgfältig behandelt wird, kann sie chronisch werden oder sich gar zur Lungenentzündung entwickeln.

Wann zum Arzt: Bei Fieber

Schulmedizin: Antibiotika, hustenlösende Mittel

Heilpflanzen: Eukalyptus, Fichte, Thymian

Hausmittel: Schwedenkräuter, Meerrettich, Zwiebel-Honig, Kolloidales Silber

Bienenprodukte: Honig (mit heißer Milch)

Propolis-Behandlung:

- Mehrmals täglich Kapseln mit Propolis-Pulver einnehmen
- Verdünnte Tinktur trinken
- Harz kauen
- Propolis-Bonbons lutschen
- Pulver mit Honig einnehmen

Darminfektionen

Darminfektionen können durch verschiedenen Krankheitserreger verursacht werden. Meistens kommt es dabei zu Durchfall und Bauchkrämpfen.

Bei Durchfall ist es sehr wichtig, dass man sehr viel trinkt und Salz zu sich nimmt, um den Flüssigkeitsverlust auszugleichen.

Wann zum Arzt: Bei starkem Durchfall oder Fieber

Schulmedizin: Je nach Ursache, Elektrolyt-Getränk, Tropf

Heilpflanzen: Nelkenwurz, Heidelbeere, Blutwurz

Hausmittel: Birkenkohle, Cola, Salzstangen, Kolloidales Silber

Bienenprodukte: Honig (vor allem Akazienhonig)

Propolis-Behandlung:

- Mehrmals täglich Kapseln mit Propolis-Pulver einnehmen
- Verdünnte Tinktur trinken
- Harz kauen

Dornwarzen

Dornwarzen sind schmerzhafte Warzen in der Fußsohle, die nach innen wachsen. Häufig sind Dornwarzen sehr hartnäckig und kommen oft immer wieder. Daher muss man sie geduldig behandeln und die Behandlung auch noch eine Weile fortsetzen, wenn die Dornwarzen scheinbar verschwunden sind.

Wann zum Arzt: Bei Schmerzen durch Dornwarzen

Schulmedizin: Vereisung, chirurgische Entfernung

Heilpflanzen: Thuja, Schöllkraut, Efeu

Hausmittel: Schwedenkräuter, Besprechen, Kolloidales Silber

Propolis-Behandlung:

- Tinktur auftragen
- Harz pur anwenden
- Extrakt auftragen

Durchblutungsstörungen

Vielerlei Beschwerden können durch Durchblutungsstörungen ausgelöst werden. Das reicht von kalten Händen und kalte Füßen bis hin zu Ameisenlaufen, Kopfschmerzen und Sehstörungen.

Wenn man unter Durchblutungsstörungen leidet, sollte man unbedingt ausreichend trinken (2-3 l täglich). Regelmäßige Bewegung ist wichtig.

Wann zum Arzt: Bei Schmerzen durch Durchblutungsstörungen

Schulmedizin: Evtl. blutverdünnende Mittel

Heilpflanzen: Ginkgo, Kiefer, Rosmarin, Kampfer

Hausmittel: Wasseranwendungen, Schwedenkräuter

Bienenprodukte: Gelee Royal

Propolis-Behandlung:

- Mehrmals täglich Kapseln mit Propolis-Pulver einnehmen
- Verdünnte Tinktur trinken
- Pulver mit Honig einnehmen
- Betroffene Bereiche mit Propolis-Salbe einreiben
- Betroffene Bereiche mit Propolis-Creme eincremen

Erhöhte Blutfettwerte

Wenn die Fettbestandteile Triglyceride oder Cholesterin vermehrt im Blut vorkommen, spricht man von erhöhten Blutfettwerten. Sie fördern die Arteriosklerose und somit indirekt Herzinfarkt und Schlaganfall.

Vor allem bei Übergewicht und Bewegungsmangel treten erhöhte Blutfettwerte auf. Schon ein wenig regelmäßige Bewegung verbessert die Blutfettwerte meistens erheblich.

Wann zum Arzt: bei Durchblutungsstörungen.

Schulmedizin: Medikamente

Heilpflanzen: Knoblauch, Löwenzahn, Tausendgüldenkraut

Hausmittel: Omega-3-Fettsäuren, viel trinken, Bewegung

Bienenprodukte: Gelee Royal

Propolis-Behandlung:

- Mehrmals täglich Kapseln mit Propolis-Pulver einnehmen
- Verdünnte Tinktur trinken
- Pulver mit Honig einnehmen

Ekzeme

Ekzeme sind verschiedene, entzündliche Hauterkrankungen, die meistens chronisch verlaufen. Häufig gehen Ekzeme mit Juckreiz einher. Oft besteht auch eine bakterielle Zusatzinfektion der entzündeten Haut.

Eine häufige Ekzem-Art ist die Neurodermitis. Auch allergische Reaktionen auch chemische Reize verursachen häufig Ekzeme.

Wann zum Arzt: Bei unklaren Hautentzündungen

Schulmedizin: Kortison, Salben

Heilpflanzen: Kamille, Lavendel, Ringelblume, Teebaum

Hausmittel: Zinksalbe, Apfelessig-Kur, Kolloidales Silber

Bienenprodukte: Honig,

Propolis-Behandlung:

- Mit Propolis-Salbe einreiben
- Mit Propolis-Creme eincremen

Furunkel

Furunkel sind wie besonders dicke Pickel. Die Talgdrüse eines Körperhaares ist entzündet und schmerzt. Es kommt zu einer rötlichen Schwellung. Nach einer Weile entsteht Eiter, der manchmal durch die Haut hindurch als gelblicher Fleck zu sehen ist.

Furunkel treten häufig im Bereich des Gesäßes auf. Man hat dann Schmerzen beim Sitzen. Auch andere Stellen, die viel Druck aushalten müssen, sind oft von Furunkeln betroffen.

Bei häufigen und sehr schmerzhaften Furunkeln sollte man unbedingt einen Arzt aufsuchen. Nur kleine Furunkel darf man selbst behandeln.

Wichtig ist es, dass man den Bereich rund um den Furunkel sehr sauber hält, damit sich die Krankheits-Erreger nicht weiter ausbreiten können.

Wann zum Arzt: Bei sehr schmerzhaften oder häufigen Furunkeln

Schulmedizin: Zugsalbe, Antibiotika, chirurgische Öffnung

Heilpflanzen: Bockshornklee, Myrrhe, Arnika, Kamille, Teebaum

Hausmittel: Heilerde, Schwedenkräuter, Kolloidales Silber

Propolis-Behandlung:

- Tinktur auftragen
- Verdünnte Tinktur auftragen und damit waschen
- Mit Propolis-Salbe einreiben oder Salbenpflaster
- Mit Propolis-Creme eincremen

Fußpilz

Fußpilz ist eine häufige Erkrankung, bei der sich Hautpilze zwischen den Fußzehen und auf der Fußsohle vermehren. Es kommt zu Juckreiz und einer Hautentzündung.

Oft steckt man sich im Schwimmbad oder an anderen feuchten Plätzen mit vielen Menschen mit Fußpilz an. Ausgetrocknete Fußhaut mit kleinen Rissen fördern die Ausbreitung des Fußpilzes.

Wann zum Arzt: Bei starken Beschwerden

Schulmedizin: Antimykotische Salben

Heilpflanzen: Eichenrinde, Neem, Teebaum

Hausmittel: Apfelessig, Knoblauch, Kurkuma, Backpulver, Kolloidales Silber

Propolis-Behandlung:

- Tinktur auftragen

Gallenbeschwerden

Die Gallenblase dient der Aufbewahrung des Gallensaftes. Der Gallensaft wird für die Fettverdauung gebraucht und von der Leber hergestellt.

Wenn die Gallenblase schwach ist, kann sie nicht genügend Gallensaft speichern. Bei fettreichen Mahlzeiten steht dann nicht genügend Gallensaft zur Verdauung zur Verfügung.

Wann zum Arzt: Bei erheblichen Verdauungsbeschwerden

Schulmedizin: Medikamente

Heilpflanzen: Mariendistel, Löwenzahn, Eberwurz, Enzian, Wermut

Hausmittel: Schwedenkräuter

Propolis-Behandlung:

- Mehrmals täglich Kapseln mit Propolis-Pulver einnehmen
- Verdünnte Tinktur trinken
- Harz kauen
- Umschlag mit verdünnter Propolis-Tinktur

Gedächtnisschwäche

Gedächtnisschwäche kann viele Ursachen haben. Im höheren Alter ist eine gewisse Gedächtnisschwäche normal. Wenn die Gedächtnisstörungen stark werden, kann auch eine Demenz vorliegen.

Wenn die Ursache für Gedächtnisstörungen bekannt ist, sollte in erster Linie diese Ursache behandelt werden.

Wann zum Arzt: Bei ausgeprägter Gedächtnisschwäche

Schulmedizin: Medikamente je nach Ursache, Vitamin B

Heilpflanzen: Ginkgo, Kalmus, Melisse

Hausmittel: Schwedenkräuter

Bienenprodukte: Blütenpollen, Gelee Royal

Propolis-Behandlung:

- Mehrmals täglich Kapseln mit Propolis-Pulver einnehmen
- Verdünnte Tinktur trinken
- Harz kauen

Gelenkentzündungen

Gelenkentzündungen können zahlreiche Ursachen haben. Die bekannteste, aber nicht die häufigste Ursache ist die Polyarthritis, auch Rheuma genannt. Viel häufiger schmerzen die Gelenke jedoch aufgrund von Arthrose oder Gicht

Bei häufiger auftretenden Gelenkschmerzen sollte unbedingt die Ursache ärztlich abgeklärt und behandelt werden.

Wann zum Arzt: Bei häufigen oder starken Gelenkschmerzen

Schulmedizin: Medikamente, Salben, manchmal Operation

Heilpflanzen: Teufelskralle, Arnika, Wacholder, Kampfer

Hausmittel: Schwedenkräuter, Heilerde

Propolis-Behandlung:

- Mehrmals täglich Kapseln mit Propolis-Pulver einnehmen
- Verdünnte Tinktur trinken
- Pulver mit Honig einnehmen
- Tinktur als Umschlag anwenden
- Mit Propolis-Salbe einreiben oder als Salbenumschlag
- Mit Propolis-Creme eincremen

Gerstenkorn

Ein Gerstenkorn ist eine Entzündung des Augenlids. Meist entsteht ein kleiner eitrig-weißer Knoten, ähnlich wie bei einem Pickel.

Wann zum Arzt: Bei starken Beschwerden oder Fieber

Schulmedizin: Antibakterielle Salben

Heilpflanzen: Kamille, Lavendel, Teebaum

Hausmittel: Schwedenkräuter, Rotlicht, Kolloidales Silber

Bienenprodukte: Honig

Propolis-Behandlung:

- Mit Propolis-Salbe einreiben
- Mit Propolis-Creme eincremen

Geschwüre

Geschwüre sind langwierige Wunden, die eine Vertiefung im Gewebe bilden. Sie können sich als Komplikation bakteriell infizieren. Manche Geschwüre entwickeln sich auch zu Krebs, wenn sie nicht erfolgreich behandelt werden.

Wann zum Arzt: Wenn ein Geschwür nicht abheilt.

Schulmedizin: Salben, Verbände, je nach Ursache

Heilpflanzen: Beinwell, Kamille, Ringelblume

Hausmittel: Schwedenkräuter, Heilerde, Kolloidales Silber

Bienenprodukte: Honig, Gelee Royal

Propolis-Behandlung:

- Tinktur auftragen
- Verdünnte Tinktur auftragen und damit waschen
- Mit Propolis-Salbe einreiben

Gicht

Die Gicht ist eine gelenkschädigende Stoffwechselerkrankung. Bei der Gicht kann die Harnsäure nicht vollständig ausgeschieden werden. Zu viel Harnsäure verbleibt dadurch im Blut. Diese Harnsäure lagert sich in den Gelenken ab und kristallisiert dort zum scharfkantigen Steinchen.

Diese Harnsäure-Kristalle können in den Gelenken zu Entzündungen führen. Häufig kommt es dadurch zu einem akuten Gichtanfall, der meistens das Großzehengelenk betrifft.

Beim akuten Gichtanfall schwillt das betroffene Gelenk sehr schmerzhaft an. Jede Berührung tut stark weh und man kann auch nicht mehr gehen.

Ein akuter Gichtanfall sollte unbedingt ärztlich behandelt werden. Zur Linderung wird meistens ein Colchicin-Präparat verabreicht (Gift der Herbstzeitlose).

Wann zum Arzt: Beim akuten Gichtanfall

Schulmedizin: Medikamente, z.B. Colchicin, Allopurinol

Heilpflanzen: Angelika, Arnika, Birke, Brennnessel, Wacholder

Hausmittel: Weißkohl-Umschläge, Quark-Umschläge, Schwedenkräuter

Propolis-Behandlung:

- Mehrmals täglich Kapseln mit Propolis-Pulver einnehmen
- Verdünnte Tinktur trinken
- Harz kauen
- Tinktur auftragen
- Verdünnte Tinktur auftragen und damit waschen
- Mit Propolis-Creme eincremen
- Propolis-Salbe auf schmerzende Gelenke auftragen

Grippe

Die Grippe ist im Gegensatz zur fieberhaften Erkältung eine schwere Erkrankung, die meistens mit plötzlichem Beginn und erheblichen Gliederschmerzen einhergeht. Trotz der unterschiedlichen Schwere werden beide Krankheiten im Volksmund als Grippe bezeichnet.

Wenn man bei Grippe Fieber hat, sollte man sich ins Bett legen und reichlich trinken.

Gegen die Symptome helfen Propolis oder zahlreiche Heilpflanzen und Hausmittel.

Wann zum Arzt: Bei Fieber über 39,5°C.

Schulmedizin: Medikamente: Neuraminidasehemmer

Heilpflanzen: Lindenblüten , Sonnenhut, Zistrose

Hausmittel: Wadenwickel, Meerrettich, Dampfbad, Schwedenkräuter, Kolloidales Silber

Bienenprodukte: Honig (mit heißer Milch)

Propolis-Behandlung:

- Mehrmals täglich Kapseln mit Propolis-Pulver einnehmen
- Verdünnte Tinktur trinken
- Harz kauen
- Pulver mit Honig einnehmen

Gürtelrose

Gürtelrose ist eine Folgeerkrankung der Windpocken, die meist im höheren Alter auftritt. Meist im Bereich des Rumpfes bilden sich Bläschen und Pusteln. Die Gürtelrose ist sehr schmerzhaft. Es dauert oft lange, bis sie abheilt.

Wann zum Arzt: Bei Verdacht auf Gürtelrose

Schulmedizin: Virostatika

Heilpflanzen: Beinwell, Kamille, Lavendel

Hausmittel: Schwedenkräuter, Jonen-Salbe, Umschläge, Kolloidales Silber

Bienenprodukte: Gelee Royal

Propolis-Behandlung:

- Tinktur auftragen
- Verdünnte Tinktur auftragen und damit waschen
- Mit Propolis-Salbe einreiben

- Mit Propolis-Creme eincremen

Hämorrhoiden

Hämorrhoiden sind juckende Gefäßpolstervergrößerungen am Darmausgang. Häufig stören sie beim Sitzen.

Da sich die Beschwerden durch Hämorrhoiden verstärkten, wenn man unter Verstopfung leidet, kann man Schwedenkräuter innerlich anwenden, um die Verstopfung zu beheben.

Äußerlich kann man die Hämorrhoiden mit Propolis-Tinktur betupfen oder mit Propolis-Salbe einreiben.

Wann zum Arzt: Bei starken Beschwerden

Schulmedizin: Ernährungsumstellung, chirurgische Eingriffe

Heilpflanzen: Eichenrinde, Rosskastanie, Tormentill

Hausmittel: Sitzbäder, Schwedenkräuter

Propolis-Behandlung:

- Tinktur auftragen
- Extrakt auftragen
- Mit Propolis-Salbe einreiben
- Mit Propolis-Creme eincremen

Halsschmerzen

Halsschmerzen sind eine häufige Begleiterscheinung von Erkältungen. Sie können aber auch allein stehend auftreten und sich auch zu einer fieberhaften Mandelentzündung verschlimmern.

Sobald Fieber zusammen mit Halsschmerzen auftritt, sollte man den Arzt aufsuchen.

Mit verdünnter Propolis-Tinktur kann man gurgeln, um die Halsschmerzen zu lindern. Die Wirkstoffe im Propolis bekämpfen die Krankheitserreger und die Entzündung der Halsschmerzen.

Wann zum Arzt: Bei Fieber

Schulmedizin: Antibiotika bei bakterieller Angina

Heilpflanzen: Salbei, Kamille, Myrrhe

Hausmittel: Schwedenkräuter, Kolloidales Silber

Bienenprodukte: Honig (mit heißer Milch)

Propolis-Behandlung:

- Mehrmals täglich Kapseln mit Propolis-Pulver einnehmen
- Verdünnte Tinktur trinken und damit gurgeln
- Harz kauen
- Propolis-Bonbons lutschen
- Pulver mit Honig einnehmen

Hautpilz

Hautpilze sind meistens überall auf der Haut und in der Umgebung der Menschen vorhanden. Wenn die Haut vorgeschädigt ist, beispielsweise durch Trockenheit, kleine Risse oder fehlenden Säureschutzmantel, können sich Hautpilze vermehren und eine hartnäckige Hautentzündung hervorrufen.

Wann zum Arzt: Bei Verdacht auf Hautpilze

Schulmedizin: Antimykotische Salben und Sprays

Heilpflanzen: Eichenrinde, Neem, Teebaum

Hausmittel: Kombucha, Jogurt, Apfelessig, Schwedenkräuter, Kolloidales Silber

Propolis-Behandlung:

- Tinktur auftragen
- Harz pur anwenden
- Extrakt auftragen
- Mit Propolis-Salbe einreiben
- Mit Propolis-Creme eincremen

Hautprobleme

Viele Menschen leiden unter einer empfindlichen Haut. Dadurch haben sie verschiedenste Hautprobleme, beispielsweise Juckreiz, Ekzeme, Hautpilze, Ausschläger aller Art.

Generell sollte man versuchen, die jeweilige Ursache der Hautprobleme zu suchen und entsprechend zu behandeln. Manche Behandlungsmöglichkeiten stärken die Haut auch allgemein, sodass es zu weniger Hautproblemen kommt.

Wann zum Arzt: Bei ungeklärten Hautproblemen

Schulmedizin: Je nach Ursache

Heilpflanzen: Kamille, Lavendel, Ringelblume

Hausmittel: Schwedenkräuter, Apfelessig, Heilerde

Bienenprodukte: Honig, Blütenpollen, Gelee Royal

Propolis-Behandlung:

- Tinktur auftragen
- Harz pur anwenden
- Extrakt auftragen
- Mit Propolis-Salbe einreiben
- Mit Propolis-Creme eincremen

Herpes

Herpes ist eine Viruserkrankung, die schmerzhafte Bläschen an den Lippen oder anderen empfindlichen Körperstellen hervorruft. Wer sich einmal mit dem Herpes-Virus infiziert hat, kann jederzeit bei Belastungen wie Stress, Überlastung oder ähnlichem due typischen Bläschen entwickeln. Der Virus versteckt sich nämlich in den Nerven und wird in Krisensituationen aktiviert.

Wann zum Arzt: Bei Verdacht auf Herpes

Schulmedizin: Antivirale Mittel (Salben)

Heilpflanzen: Melisse, Salbei, Thymian

Hausmittel: Schwedenkräuter, Jonen-Salbe, Kolloidales Silber

Bienenprodukte: Honig

Propolis-Behandlung:

- Tinktur auftragen
- Mit Propolis-Salbe einreiben
- Mit Propolis-Creme eincremen

Herzrhythmusstörungen

Herzrhythmusstörungen sind eine Gruppe von Erkrankungen, bei denen der Rhythmus der Herzfrequenz aus dem erwünschten Takt gerät. Es kommt zu Herzstolpern (Extra-Systolen), Herzrasen oder verlangsamtem Herzschlag.

In den meisten Fällen sind Herzrhythmusstörungen nicht gefährlich, aber sie können das Wohlbefinden stark beeinträchtigen.

Wann zum Arzt: Bei Verdacht auf Herzrhythmusstörungen

Schulmedizin: Medikamente, Herzschrittmacher

Heilpflanzen: Herzgespann, Melisse, Mistel

Hausmittel: Kombucha, Jonen-Salbe, Wasser-Anwendungen

Bienenprodukte: Honig, Bienenpollen, Gelee Royal

Propolis-Behandlung:

- Mehrmals täglich Kapseln mit Propolis-Pulver einnehmen
- Verdünnte Tinktur trinken
- Harz kauen

Herzschwäche

Ein schwaches Herz kann durch Herzkrankheiten, Übergewicht oder zu wenig Bewegung entstehen. Die Folge einer Herzschwäche sind unter anderem Kurzatmigkeit und Ödeme.

Wann zum Arzt: Bei Verdacht auf Herzschwäche

Schulmedizin: Medikamente, z.B. Digitalis

Heilpflanzen: Herzgespann, Mistel, Weißdorn

Hausmittel: Schwedenkräuter, Kombucha, Wasser-Anwendungen

Bienenprodukte: Blütenpollen, Gelee Royal, Honig

Propolis-Behandlung:

- Mehrmals täglich Kapseln mit Propolis-Pulver einnehmen
- Verdünnte Tinktur trinken
- Harz kauen

Heuschnupfen

Zahlreiche Menschen werden im Sommerhalbjahr von Heuschnupfen geplant, der sich durch Schnupfen, Niesen und juckende, tränende Augen äußert.

Bei Heuschnupfen handelt es sich um eine allergische Reaktion auf Blütenpollen verschiedener Pflanzen. Bei manchen Betroffenen geht Heuschnupfen Hand in Hand mit Asthma und Neurodermitis.

Wann zum Arzt: in schweren Fällen

Schulmedizin: Antiallergische Medikamente, Desensibilisierung

Heilpflanzen: Augentrost, Huflattich, Pestwurz

Hausmittel: Schwedenkräuter, Kaltwasser-Anwendungen, Kolloidales Silber

Propolis-Behandlung:

- Mehrmals täglich Kapseln mit Propolis-Pulver einnehmen
- Verdünnte Tinktur trinken
- Harz kauen
- Pulver mit Honig einnehmen

Hexenschuss

Ein Hexenschuss sind Rückenschmerzen, die plötzlich auftreten oder ohne dass man weiß, warum auf einmal der Rücken schmerzt.

Bei einem sehr starken Hexenschuss, der mit Lähmungen einhergeht, sollte man unbedingt schnellstens den Arzt aufsuchen.

Einen einfachen Hexenschuss kann man oft auch selbst behandeln.

Wichtig ist es, dass die betroffene Stelle, meist die Lendenwirbelsäule, warm gehalten wird, damit sich die Muskeln entkrampfen.

Wann zum Arzt: Bei Lähmungserscheinungen

Schulmedizin: Schmerzmittel, Salben

Heilpflanzen: Sternanis, Beinwell, Johanniskraut, Chili

Hausmittel: Wärmflasche, Heilerde, Schwedenkräuter

Propolis-Behandlung:

- Umschläge mit Propolis-Salbe auflegen

Hornhaut

Hornhaut entsteht, wenn Haut übermäßig beansprucht wird. Die Haut verdickt sich dann und wird hart. Wenn sie nicht zum Schutz vor Beanspruchung gebraucht wird, kann Hornhaut lästig sein. Manchmal führt sie auch zu Rissen in der Haut und infolgedessen zu Infektionen.

Wann zum Arzt: Bei starken Beschwerden durch Hornhaut

Schulmedizin: Hornhaut lösende Mittel

Heilpflanzen: Breitwegerich, Efeu, Schöllkraut

Hausmittel: Aufweichende Bäder, Abraspeln

Propolis-Behandlung:

- Tinktur auftragen
- Harz pur anwenden
- Extrakt auftragen

Hühneraugen

Hühneraugen sind verhärtete Druckstellen an den Füßen. Wenn man häufig unter Hühneraugen leidet, ist es sinnvoll, zu überprüfen, ob die Schuhe bequem genug sind.

Mit Propolis kann man einen kleinen Umschlag auf die Hühneraugen legen oder als Pflaster fixieren. Diesen Umschlag lässt man über Nacht einwirken. In der nächsten Nacht wiederholt man den Umschlag.

Nach einigen Behandlungen sollten die Hühneraugen aufweichen und sich leicht lösen lassen.

Wann zum Arzt: Bei starken Beschwerden

Schulmedizin: Hornhaut lösende Mittel

Heilpflanzen: Hauswurz, Schöllkraut, Myrrhe

Hausmittel: Schwedenkräuter

Propolis-Behandlung:

- Tinktur auftragen
- Harz pur anwenden
- Extrakt auftragen

Infektionskrankheiten

Infektionen können durch Bakterien, Viren und andere Krankheitserreger verursacht werden.

Durch diese Krankheitserreger kann es zu ganz unterschiedlichen Krankheiten kommen, insofern ist das Thema "Infektionskrankheiten" nur ein unspezifischer Überbegriff. Infektionskrankheiten können sich durch Fieber, Schnupfen, Husten, Erbrechen, Durchfall und zahlreiche andere Symptome äußern.

Mit einem starken Immunsystem ist man besser in der Lage, Infektionen frühzeitig abzuwehren. Dadurch können die Krankheiten verhindert oder abgemildert werden.

Wann zum Arzt: Bei Verdacht auf eine schwere Infektionskrankheit

Heilpflanzen: Sonnenhut (Echinacea)

Hausmittel: Kaltwasser-Anwendungen, Schwedenkräuter, Kolloidales Silber

Propolis-Behandlung:

- Mehrmals täglich Kapseln mit Propolis-Pulver einnehmen
- Verdünnte Tinktur trinken
- Pulver mit Honig einnehmen
- Harz kauen
- Tinktur auftragen
- Extrakt auftragen
- Mit Propolis-Salbe einreiben
- Mit Propolis-Creme eincremen

Ischias

Bei Ischias wird ein Wirbelsäulen-Nerv eingeklemmt oder gereizt. Dadurch kommt es nicht nur zu Rückenschmerzen, sondern zu Schmerzen, die über den Hintern bis ins Bein hinunter ziehen.

Wann zum Arzt: Bei starken Schmerzen oder Lähmungserscheinungen

Schulmedizin: Schmerzmittel, Operation, Gymnastik

Heilpflanzen: Sternanis, Lavendel, Wacholder

Hausmittel: Schwedenkräuter, warme Umschläge, Heilerde

Propolis-Behandlung:

- Umschläge mit Propolis-Salbe auflegen

Juckreiz

Juckreiz kann sehr verschiedene Ursachen haben, z.B. Allergien, trockene Haut, Heilungsphase nach Verletzungen, Insektenstiche, Alter, Diabetes, Vitamin B12-Mangel, Übersäuerung, Parasiten-Befall.

Bei ungeklärtem Juckreiz ist es zunächst wichtig, die Ursache heraus zu finden. Die Behandlung der Ursache ist im Allgemeinen wirksamer als eine reine Symptombekämpfung, zumindest, wenn es sich um eine behandelbare Ursache handelt.

Wann zum Arzt: bei ungeklärtem Juckreiz

Schulmedizin: Antihistaminika, Kortison

Heilpflanzen: Lavendel, Kamille, Ehrenpreis

Hausmittel: Schwedenkräuter, Natron, Kaltwasser-Anwendungen, Kolloidales Silber

Propolis-Behandlung:

- Waschungen mit verdünnter Tinktur
- Mit Propolis-Salbe einreiben
- Mit Propolis-Creme eincremen

Kehlkopfentzündung / Heiserkeit

Kehlkopfentzündungen können durch Bakterien, Viren oder physikalische Reize verursacht werden. Auch eine Überbeanspruchung der Stimme kann eine Kehlkopfentzündung mit Heiserkeit hervorrufen.

Häufig kommt es auch zu Hustenreiz oder Räusperzwang. In schweren Fällen kann die Entzündung bis in die Luftröhre absteigen.

Wann zum Arzt: Bei Fieber mit Halsschmerzen, Heiserkeit länger als drei Wochen

Schulmedizin: Antibiotika, Gurgel-Mittel

Heilpflanzen: Salbei, Kamille, Huflattich, Myrrhe, Tormentill

Hausmittel: Schwedenkräuter, Kolloidales Silber

Bienenprodukte: Honig

Propolis-Behandlung:

- Mehrmals täglich Kapseln mit Propolis-Pulver einnehmen
- Verdünnte Tinktur trinken
- Harz kauen
- Propolis-Bonbons lutschen
- Pulver mit Honig einnehmen

Kopfschmerzen

Kopfschmerzen können sehr verschiedene Ursachen haben. Sie reichen von Spannungskopfschmerzen bis hin zu hormonell bedingte Migräne.

Wann zum Arzt: Bei häufigen Kopfschmerzen oder bei sehr plötzlichem Beginn

Schulmedizin: Schmerzmittel

Heilpflanzen: Baldrian, Holunder, Kampfer, Lavendel, Minze

Hausmittel: Propolis, Wärmeanwendungen

Propolis-Behandlung:

* Mehrmals täglich Kapseln mit Propolis-Pulver einnehmen
* Verdünnte Tinktur trinken
* Pulver mit Honig einnehmen

Magengeschwür

Bei einem Magengeschwür kommt es zu einer Geschwürbildung in der Magenschleimhaut. Meistens ist das Bakterium Helicobacter pylori die Ursache eines Magengeschwürs. Stress kann die Entstehung eines Magengeschwürs fördern.

Wenn man ein Magengeschwür nicht rechtzeitig behandelt, kann es zu Magenbluten oder gar zu Magenkrebs kommen.

Wann zum Arzt: Bei häufigen Magenbeschwerden

Schulmedizin: Antibiotika, Magensäurehemmer

Heilpflanzen: Kamille, Beinwell, Süßholz

Hausmittel: Schwedenkräuter, Heilerde, Kolloidales Silber

Bienenprodukte: Honig

Propolis-Behandlung:

* Mehrmals täglich Kapseln mit Propolis-Pulver einnehmen
* Verdünnte Tinktur trinken
* Tinktur in Milch
* Harz kauen

Magenschleimhautentzündung / Gastritis

Eine Magenschleimhautentzündung ist eine häufige Erkrankung des Magens. Meistens sind Bakterien die Verursacher einer Magenschleimhautentzündung. Es kommt zu Bauchschmerzen, Sodbrennen und Übelkeit.

Magenschleimhautentzündungen können auch chronisch werden, wenn sie nicht rechtzeitig erfolgreich behandelt werden.

Wann zum Arzt: Bei starken Magenbeschwerden.

Schulmedizin: Antibiotika, Magensäurehemmer

Heilpflanzen: Kamille, Tausendgüldenkraut, Wacholder

Hausmittel: Heilerde, Kolloidales Silber

Propolis-Behandlung:

- Mehrmals täglich Kapseln mit Propolis-Pulver einnehmen
- Verdünnte Tinktur trinken
- Tinktur in Tee
- Harz kauen

Menstruationsbeschwerden

Viele Frauen leiden während ihrer Periodenblutung unter schmerzhaften Krämpfen. Durch solche Krämpfe kann die sonst nur lästige Blutung zu einem ausgeprägten Krankheitsgefühl führen.

Wann zum Arzt: Bei starken Schmerzen

Schulmedizin: Krampflösende Medikamente

Heilpflanzen: Kamille, Gänsefingerkraut, Melisse, Lavendel

Hausmittel: Wärmflasche, Schwedenkräuter

Bienenprodukte: Gelee Royal

Propolis-Behandlung:

- Mehrmals täglich Kapseln mit Propolis-Pulver einnehmen
- Verdünnte Tinktur trinken
- Pulver mit Honig einnehmen

Migräne

Migräne ist eine besondere Kopfschmerzart, die meistens einseitig auftritt und mehrere Tage andauern kann. Das Leben vieler Betroffener ist durch die Migräne nachhaltig beeinträchtigt.

Wann zum Arzt: Bei häufigen Migräne-Anfällen

Schulmedizin: Schmerztherapie

Heilpflanzen: Angelika, Baldrian, Lavendel, Mutterkraut, Pestwurz

Hausmittel: Stirn- oder Nackenumschläge, Schwedenkräuter

Bienenprodukte: Honig, Bienenpollen, Gelee Royal

Propolis-Behandlung:

- Mehrmals täglich Kapseln mit Propolis-Pulver einnehmen
- Verdünnte Tinktur trinken

- Pulver mit Honig einnehmen

Mittelohrentzündung

Eine Mittelohrentzündung ist eine meist bakteriell bedingte Entzündung im Mittelohr.

Sie tritt häufig bei kleinen Kindern auf und kann leicht chronisch werden.

Wann zum Arzt: Bei Ohrenschmerzen mit Fieber

Schulmedizin: Antibiotika

Heilpflanzen: Lavendel, Schafgarbe, Veilchen, Ysop

Hausmittel: Zwiebelsäckchen, Schwedenkräuter, Kolloidales Silber

Propolis-Behandlung:

- Mehrmals täglich Kapseln mit Propolis-Pulver einnehmen
- Verdünnte Tinktur trinken
- Pulver mit Honig einnehmen
- Harz kauen
- Propolis-Bonbons lutschen
- Tinktur-Öl-Mischung (1:4) ins Ohr einträufeln

Mundgeruch

Mundgeruch kann durch Entzündungen im Mund- und Rachenraum, Karies, mangelnde Zahnhygiene, Magenprobleme und manche Nahrungsmittel (z.B. Knoblauch) verursacht werden.

Wann zum Arzt: Bei hartnäckigem Mundgeruch

Schulmedizin: Je nach Ursache

Heilpflanzen: Salbei, Minze, Myrrhe

Hausmittel: Propolis, Schwedenkräuter, Teebaumöl, Kolloidales Silber

Propolis-Behandlung:

- Harz kauen
- Propolis-Bonbons lutschen

Narben

Narben entstehen bei der Heilung von größeren Wunden. die Haut wird an der betroffenen Stelle nicht mehr glatt wie zuvor, sondern bildet einen mehr oder weniger großen Wulst.

Die meisten Narben schrumpfen innerhalb des ersten Jahres erheblich. Danach bleiben sie meistens dauerhaft bestehen außer bei speziellen Behandlungen.

Wann zum Arzt: Bei Verwachsungen durch Narbenbildung

Schulmedizin: Evtl. operativ

Heilpflanzen: Beinwell, Johanniskraut, Kamille, Ringelblume

Hausmittel: Öl-Einreibungen, Schwedenkräuter

Propolis-Behandlung:

- Mit Propolis-Salbe einreiben
- Mit Propolis-Creme eincremen

Nebenhöhlenentzündung

Nebenhöhlenentzündungen/Stirnhöhlenentzündungen sind häufig eine Folge von Schnupfen. Sie können leicht chronisch werden oder immer wieder auftreten.

Wann zum Arzt: Bei Fieber

Schulmedizin: Antibiotika

Heilpflanzen: Kamille, Kampfer, Myrrhe, Thymian

Hausmittel: Meerrettich, Schwedenkräuter, Kolloidales Silber

Propolis-Behandlung:

- Mehrmals täglich Kapseln mit Propolis-Pulver einnehmen
- Verdünnte Tinktur trinken
- Harz kauen
- Pulver mit Honig einnehmen

Nervosität

Bei Nervosität fehlen Ruhe und Entspannung, stattdessen wird das Leben durch innere Unruhe geprägt. Ständige Nervosität kann gesundheitliche Folgen haben, beispielsweise Schlafstörungen oder Verdauungsbeschwerden.

Wann zum Arzt: Wenn das Leben deutlich beeinträchtigt ist

Schulmedizin: Psychotherapie, Beruhigungsmittel

Heilpflanzen: Baldrian, Hopfen, Lavendel, Melisse, Passionsblume

Hausmittel: Bewegung an frischer Luft, Schwedenkräuter

Bienenprodukte: Honig, Bienenpollen, Gelee Royal

Propolis-Behandlung:

- Mehrmals täglich Kapseln mit Propolis-Pulver einnehmen
- Verdünnte Tinktur trinken
- Pulver mit Honig einnehmen

Nesselsucht

Nesselsucht ist eine allergische Erkrankung, bei der es zu juckenden, roten Quaddeln auf der Haut kommt. Der Auslöser einer Nesselsucht können Nahrungsmittelunverträglichkeiten oder auch physikalische Reize, wie beispielsweise Kälte sein.

Wann zum Arzt: Beim Auftreten einer Nesselsucht

Schulmedizin: Antiallergische Medikamente, Desensibilisierung

Heilpflanzen: Kamille, Lindenblüten, Melisse

Hausmittel: Schwedenkräuter, Jonen-Salbe, Heilerde, Kolloidales Silber

Propolis-Behandlung:

- Verdünnte Tinktur auftragen und damit waschen
- Mit Propolis-Salbe einreiben
- Mit Propolis-Creme eincremen

Neurodermitis

Neurodermitis ist eine Hautkrankheit, die durch stark juckende Ekzeme gekennzeichnet ist. Vor allem Kleinkinder erkranken häufig an Neurodermitis, manchmal aber auch Erwachsene.

Da die Haut von Neurodermitis-Patienten sehr trocken ist, sollte unbedingt auf nährende Hautpflege geachtet werden.

Ernährungsumstellung hilft etwa bei einem Drittel der Betroffenen.

Wann zum Arzt: Bei Verdacht auf Neurodermitis

Schulmedizin: Kortisonhaltige Cremes

Heilpflanzen: Aloe vera, Ehrenpreis, Heidekraut, Kamille, Myrrhe

Hausmittel: Olivenöl-Einreibungen, Urea-Cremes, Schwedenkräuter, Kolloidales Silber

Propolis-Behandlung:

- Verdünnte Tinktur trinken
- Mit Propolis-Salbe einreiben
- Mit Propolis-Creme eincremen

Nierenerkrankungen

Die Niere reinigt das Blut und produziert den Harn. Wenn die Niere schwach oder krank ist, funktioniert die Entgiftung und Entwässerung nicht mehr richtig, was zu Müdigkeit, Schwäche, Ödemen, Juckreiz und zahlreichen anderen Gesundheitsstörungen führen kann.

Damit die Niere gut arbeiten kann, muss man ausreichend trinken (2-3 Liter/Tag). Nur bei echter Niereninsuffizienz ist die Trinkmenge eingeschränkt.

Wann zum Arzt: Bei Verdacht auf Nierenerkrankungen

Schulmedizin: Je nach Ursache

Heilpflanzen: Birke, Bärentraube, Goldrute, Wacholder

Hausmittel: Viel trinken, Kombucha, Schwedenkräuter

Bienenprodukte: Honig

Propolis-Behandlung:

- Mehrmals täglich Kapseln mit Propolis-Pulver einnehmen
- Verdünnte Tinktur trinken
- Pulver mit Honig einnehmen

Parodontose / Zahnfleischschwund

Parodontose ist eine degenerative Erkrankung des Zahnhalteapparates, die häufig mit einer chronischen Entzündung des Zahnfleischs einhergeht. Bei lange bestehender Parodontose kann es zu Zahnausfall kommen.

Wann zum Arzt: Bei Verdacht auf Parodontose

Schulmedizin: Zahnsteinentfernung, Hygienemaßnahmen

Heilpflanzen: Kamille, Salbei, Thymian

Hausmittel: Zahnseide, Mundspülungen, Kolloidales Silber

Propolis-Behandlung:

- Tinktur auftragen
- Verdünnte Tinktur auftragen und damit spülen

Prostata-Beschwerden

Viele Männer leiden im höheren Alter unter Beschwerden der Prostata. Häufig wird die Prostata zu groß und stört beim Wasserlassen. Bei manchen Männern entsteht auch Prostatakrebs.

Wann zum Arzt: bei Problemen beim Wasserlassen

Schulmedizin: Operation, Medikamente

Heilpflanzen: Feigenkaktus, Kürbiskerne, Sägepalme

Hausmittel: viel trinken, Bewegung

Bienenprodukte: Honig (vor allem Kleehonig und Heidehonig), Pollen

Propolis-Behandlung:

- Mehrmals täglich Kapseln mit Propolis-Pulver einnehmen
- Verdünnte Tinktur trinken
- Pulver mit Honig einnehmen

Quetschungen

Eine Quetschung ist eine stumpfe Verletzung der Haut, bei der es meistens nicht zu einer offenen Wunde kommt. Häufig kommt es infolge einer Quetschung zu einem blauen Fleck (Hämatom).

Je nach Schwere einer Quetschung kann sie das Allgemeinbefinden mehr oder weniger stark beeinträchtigen. Oft sind auch bestimmte Bewegungen durch eine Quetschung erschwert.

Wann zum Arzt: Bei starken Beschwerden

Schulmedizin: Heparin-Salbe, schmerzstillende Salben

Heilpflanzen: Arnika, Beinwell, Johanniskraut

Hausmittel: Schwedenkräuter, Kälte-Anwendungen

Propolis-Behandlung:

- Mit Propolis-Salbe einreiben
- Mit Propolis-Creme eincremen

Rheuma / Arthritis

Rheuma ist eine große Gruppe von Krankheiten, die durch das körpereigene Immunsystem ausgelöst werden.

Die häufigste Rheumaform ist die Polyarthritis, bei der sich die Gelenke chronisch entzünden.

Wann zum Arzt: Bei Verdacht auf Rheuma

Schulmedizin: Entzündungshemmende Medikamente, Schmerzmittel

Heilpflanzen: Angelika, Arnika, Hauhechel, Kampfer

Hausmittel: Umschläge, Schlagen mit Brennnesseln, Schwedenkräuter, Kolloidales Silber

Bienenprodukte: Bienengift

Propolis-Behandlung:

- Mehrmals täglich Kapseln mit Propolis-Pulver einnehmen
- Verdünnte Tinktur trinken
- Harz kauen
- Tinktur auftragen und Umschläge damit
- Verdünnte Tinktur auftragen und damit waschen
- Mit Propolis-Salbe einreiben und Salbenumschläge
- Mit Propolis-Creme eincremen

Schilddrüsenleiden

Bei vielen Menschen funktioniert die Schilddrüse nicht optimal. Häufiger kommt es zu Unterfunktionen der Schilddrüse, aber auch Schilddrüsen-Überfunktionen sind nicht selten. Bei manchen Menschen kommt es auch zu entzündlichen Problemen der Schilddrüse.

Je nachdem, wie die Schilddrüse erkrankt ist, kann es zu ganz unterschiedlichen Problemen kommen, beispielsweise zu Gewichtzunahme bei einer Unterfunktion und zu Abmagerung bei einer Überfunktion.

Wann zum Arzt: Bei Verdacht auf Schilddrüsen-Erkrankung

Schulmedizin: Je nach Ursache

Heilpflanzen: Blasentang (Unterfunktion), Baldrian (Überfunktion)

Hausmittel: Schwedenkräuter, Kombucha, Jonen-Salbe

Bienenprodukte: Gelee Royal, Honig, Pollen

Propolis-Behandlung:

- Mehrmals täglich Kapseln mit Propolis-Pulver einnehmen
- Verdünnte Tinktur trinken
- Harz kauen

Schlecht heilende Wunden

Manche Wunden wollen und wollen einfach nicht heilen. Das hängt meistens mit einem schlechten Allgemeinzustand zusammen oder mit schlechter Durchblutung der betroffenen Stelle.

Typische schlecht heilende Wunden sind das offene Bein (Ulcus cruris) oder Wundliegen (Dekubitus).

Daher muss nicht nur die Wunde behandelt werden, sondern auch die gesamte Gesundheit und die Durchblutung.

Wann zum Arzt: Wenn Wunden nicht ordnungsgemäß heilen

Schulmedizin: Antibiotika, Salben, Wundversorgung

Heilpflanzen: Aloe, Arnika, Beinwell, Kamille, Myrrhe, Ringelblume

Hausmittel: Schwedenkräuter, Heilerde, Kolloidales Silber

Bienenprodukte: Honig, Gelee Royal

Propolis-Behandlung:

- Tinktur auftragen und Umschläge damit
- Mit Propolis-Salbe einreiben
- Mit Propolis-Creme eincremen

Schleimbeutelentzündung

Bei einer Schleimbeutelentzündung entzündet sich ein polsternder Teil eines Gelenkes, der Schleimbeutel genannt wird.

Schleimbeutelentzündungen können akut durch Verletzungen oder chronisch durch Überlastung auftreten.

Wann zum Arzt: Bei Schmerzen oder Bewegungs-Einschränkungen

Schulmedizin: Medikamente, Salben, manchmal Operation

Heilpflanzen: Teufelskralle, Arnika, Wacholder, Kampfer

Hausmittel: Schwedenkräuter, Heilerde

Propolis-Behandlung:

- Tinktur als Umschlag auflegen
- Mit Propolis-Salbe einreiben oder als Salbenumschlag
- Mit Propolis-Creme eincremen

Schluckauf

Schluckauf ist ein häufiges Phänomen, das fast jeden hin und wieder befällt. Wenn ein Schluckauf nicht mehr weg gehen will, kann er zu einem ernsthaften Problem werden.

Wann zum Arzt: Bei Dauer-Schluckauf

Schulmedizin: Medikamente

Heilpflanzen: Gänsefingerkraut, Lavendel

Hausmittel: Schwedenkräuter, Kombucha, Luft anhalten

Bienenprodukte: Honig

Propolis-Behandlung:

- Verdünnte Tinktur trinken
- Harz kauen

Schmerzen

Schmerzen sind ein häufiges Signal des Körpers, dass etwas nicht in Ordnung ist. Die Ursachen für Schmerz sind mannigfaltig.

Da Schmerz ein Warnsignal ist, sollte er nicht einfach nur blockiert werden, sondern man sollte auch nach der Ursache suchen und diese behandeln.

Wann zum Arzt: Bei starken oder häufigen Schmerzen

Schulmedizin: Je nach Ursache, Schmerzmittel

Heilpflanzen: Arnika, Johanniskraut, Kampfer, Safran, Weide

Hausmittel: Umschläge, Wärmflasche, Schwedenkräuter

Bienenprodukte: Honig, Gelee Royal

Propolis-Behandlung:

- Mehrmals täglich Kapseln mit Propolis-Pulver einnehmen
- Verdünnte Tinktur trinken
- Pulver mit Honig einnehmen

- Harz kauen
- Propolis-Bonbons lutschen
- Tinktur auftragen
- Harz pur anwenden
- Extrakt auftragen
- Mit Propolis-Salbe einreiben
- Mit Propolis-Creme eincremen

Schnittwunden

Wenn man sich mit einem scharfen Gegenstand schneidet, entsteht eine Schnittwunde.

Je nach Tiefe und betroffenen Blutgefäßen kann eine Schnittwunde relativ harmlos und schnell heilend oder auch sehr gefährlich sein.

Wann zum Arzt: Bei starkem Blutverlust oder großem Schnitt

Schulmedizin: Chirurgische Behandlung

Heilpflanzen: Arnika, Johanniskraut, Ringelblume

Hausmittel: Alaun, Schwedenkräuter

Propolis-Behandlung:

- Tinktur auftragen

Schrunden / Hautrisse / Rhagaden

Schrunden sind Risse in der Haut, die mitunter sehr schmerzhaft und hartnäckig sein können. Sie treten vor allem an den Mundwinkeln, Füßen und Gelenkbeugen auf. Vorgeschädigte Haut, beispielsweise durch Neurodermitis, fördert die Entstehung von Schrunden.

Wann zum Arzt: Bei entzündeten Schrunden

Schulmedizin: Salben

Heilpflanzen: Aloe vera, Arnika, Beinwell, Kamille

Hausmittel: Schwedenkräuter, Heilerde, Hirschtalg-Creme

Bienenprodukte: Honig

Propolis-Behandlung:

- Mit Propolis-Salbe einreiben
- Mit Propolis-Creme eincremen

Schuppenflechte / Psoriasis

Die Schuppenflechte ist eine chronische Hauterkrankung. Es kommt zu geröteten Hautpartien mit silbriger Abschuppung.

Wann zum Arzt: bei Verdacht auf Schuppenflechte

Schulmedizin: Salben, Meersalz-Behandlung, Omega-3-Fettsäuren

Heilpflanzen: Eichenrinde, Kamille, Lavendel

Hausmittel: Schwedenkräuter, Kolloidales Silber

Propolis-Behandlung:

- Tinktur auftragen
- Verdünnte Tinktur auftragen und damit waschen
- Mit Propolis-Salbe einreiben
- Mit Propolis-Creme eincremen

Schwermetallvergiftung

Durch Amalgam-Zahnfüllungen oder Umweltgifte kann es zu Schwermetallvergiftungen kommen. Solche Langzeit-Vergiftungen können die gesamte Gesundheit beeinträchtigen und eine Vielzahl von Beschwerden verursachen.

Oft lässt sich die Ursache der Beschwerden nur schwer diagnostizieren, weshalb die Betroffenen oft einen langen Leidensweg haben.

Wann zum Arzt: Bei ungeklärten Gesundheitsbeschwerden.

Schulmedizin: Je nach Ursache

Heilpflanzen: Birke, Hauhechel, Süßholz

Hausmittel: Kombucha, Schwedenkräuter, viel Wasser trinken, Kolloidales Silber

Bienenprodukte: Gelee Royal, Honig, Blütenpollen

Propolis-Behandlung:

- Mehrmals täglich Kapseln mit Propolis-Pulver einnehmen
- Verdünnte Tinktur trinken
- Pulver mit Honig einnehmen
- Harz kauen

Sehnenscheidenentzündung

Bei einer Sehnenscheidenentzündung kommt es durch Überlastung zu einer Entzündungsreaktion in einer Sehnenscheide. Sehnenscheiden sind Gewebehüllen, in denen die Sehnen bei der Bewegung gleiten.

Eine Sehnenscheidenentzündung kann sehr hartnäckig sein und wird auch häufig chronisch, wenn man sie nicht sorgfältig behandelt. Der betroffene Körperteil sollte unbedingt ruhig gehalten werden, bis die Entzündung verheilt ist.

Wann zum Arzt: Bei Verdacht auf Sehnenscheidenentzündung

Schulmedizin: Salben, Verband

Heilpflanzen: Arnika, Beinwell, Teufelskralle

Hausmittel: Schwedenkräuter, Heilerde, Quarkwickel

Bienenprodukte: Bienengift-Salbe

Propolis-Behandlung:

- Tinktur als Umschlag auflegen
- Mit Propolis-Salbe einreiben oder als Salbenumschlag
- Mit Propolis-Creme eincremen

Sonnenbrand

Ein Sonnenbrand ist eine Verbrennung, die durch zu lange Sonneneinstrahlung entsteht. Meistens handelt es sich nur um eine leichte Verbrennung, aber in schweren Fällen kann es sogar zur Blasenbildung kommen. Weil meistens ein relativ großer Hautbereich vom Sonnenbrand betroffen ist, kann das Allgemeinbefinden deutlich beeinträchtigt sein.

Wann zum Arzt: Bei starken Beschwerden durch Sonnenbrand

Schulmedizin: Cremes, Medikamente

Heilpflanzen: Johanniskraut, Ringelblume, Rosskastanie

Hausmittel: Schwedenkräuter, Jonen-Salbe, Kolloidales Silber

Bienenprodukte: Honig

Propolis-Behandlung:

- Mit Propolis-Salbe einreiben
- Mit Propolis-Creme eincremen

Stress

Stress entsteht, wenn die Anforderungen höher sind, als man leicht bewältigen kann. Positiver Stress kann auch Freude machen und zu Höchstleistungen anspornen. Negativer Stress wirkt sich jedoch schädigend auf das Wohlbefinden und die Gesundheit aus.

Wann zum Arzt: Wenn man unter starkem Dauerstress leidet.

Schulmedizin: Beruhigungsmittel, Psychotherapie

Heilpflanzen: Baldrian, Lavendel, Melisse

Hausmittel: Autogenes Training, Sport, Naturerlebnisse

Bienenprodukte: Honig, Gelee Royal, Pollen

Propolis-Behandlung:

- Mehrmals täglich Kapseln mit Propolis-Pulver einnehmen
- Verdünnte Tinktur trinken
- Pulver mit Honig einnehmen
- Harz kauen

Tennisarm

Ein Tennisarm entsteht durch Überforderung des Arms beim Tennisspielen. Es handelt sich um eine Art Sehnenscheidenentzündung.

Wann zum Arzt: Bei andauerndem Schmerzen im Arm

Schulmedizin: Salben, Verband

Heilpflanzen: Arnika, Beinwell, Teufelskralle

Hausmittel: Schwedenkräuter, Heilerde, Quarkwickel

Bienenprodukte: Bienengift-Salbe

Propolis-Behandlung:

- Tinktur als Umschlag auflegen
- Mit Propolis-Salbe einreiben oder als Salbenumschlag
- Mit Propolis-Creme eincremen

Tuberkulose

Die Tuberkulose ist eine bakterielle Lungenerkrankung, die früher zu zahlreichen Todesfällen geführt hat. Aufgrund von Antibiotika-Resistenzen und Problemen der weltweiten Gesundheitssysteme kommt es heutzutage wieder häufiger zu Tuberkulose.

Wann zum Arzt: Bei Verdacht auf Tuberkulose, ungeklärten Lungenbeschwerden

Schulmedizin: Antibiotika

Heilpflanzen: Meerrettich

Hausmittel: Schwedenkräuter, Kaltwasser-Anwendungen, Kolloidales Silber

Propolis-Behandlung:

- Mehrmals täglich Kapseln mit Propolis-Pulver einnehmen
- Verdünnte Tinktur trinken
- Pulver mit Honig einnehmen
- Harz kauen
- Propolis-Bonbons lutschen

Unterschenkelgeschwür / Offenes Bein

Ein Unterschenkelgeschwür tritt häufig als Folge von Krampfadern auf. Der Name "Offenes Bein" beschreibt ziemlich deutlich, um was es sich bei einem Unterschenkelgeschwür handelt.

Meistens ist ein Unterschenkelgeschwür sehr hartnäckig und braucht sehr lange, bis es abheilt.

Wann zum Arzt: Wenn ein Unterschenkelgeschwür auftritt

Schulmedizin: Salben, Verband, lokale Antibiotika, Maden

Heilpflanzen: Beinwell, Kamille, Ringelblume

Hausmittel: Schwedenkräuter, Zink-Salbe, Kolloidales Silber

Propolis-Behandlung:

- Tinktur auftragen
- Verdünnte Tinktur auftragen und damit waschen
- Mit Propolis-Salbe einreiben
- Mit Propolis-Creme eincremen

Verbrennungen

Brandwunden können sehr unterschiedlich schlimm sein. Schwere oder großflächige Brandwunden sind nicht geeignet für die Selbstbehandlung. Je nach Schweregrad sollte man sofort einen Arzt aufsuchen oder den Notarzt rufen.

Die kleine, harmlose Verbrennung kann man jedoch selbst behandeln.

Wichtig: Sofort nach der Verbrennung sollte man für etwa 10 min lang kaltes Wasser über die Verbrennungsstelle laufen lassen.

Wann zum Arzt: Bei größeren und schwerwiegenden Verbrennungen

Schulmedizin: Eventuell schmerzstillendes Gel

Heilpflanzen: Aloe vera Gel, Johanniskraut, Ringelblume

Hausmittel: Kaltes Wasser, Kolloidales Silber

Propolis-Behandlung:

- Mit Propolis-Salbe einreiben
- Mit Propolis-Creme eincremen

Verstopfung

Sehr viele Menschen leiden heutzutage unter Verstopfung. Diese wird durch Bewegungsmangel und zu wenig trinken begünstigt.

Wann zum Arzt: Bei starker Verstopfung

Schulmedizin: Abführmittel, ballaststoffreiche Ernährung

Heilpflanzen: Angelika, Fenchel, Enzian, Kalmus, Rhabarber

Hausmittel: Flohsamen, Leinsamen, viel trinken, Schwedenkräuter

Propolis-Behandlung:

- Mehrmals täglich Kapseln mit Propolis-Pulver einnehmen
- Verdünnte Tinktur trinken
- Pulver mit Honig einnehmen

Warzen

Warzen sind Hautgewächse, die durch Viren verursacht werden. Eine geschwächte Haut begünstigt das Wachstum von Viren.

Wann zum Arzt: Wenn Warzen stören

Schulmedizin: Vereisen, Lasern, chirurgische Entfernung

Heilpflanzen: Myrrhe, Schöllkraut, Teebaum, Thuja

Hausmittel: Knoblauch, Besprechen, Schwedenkräuter, Kolloidales Silber

Propolis-Behandlung:

- Tinktur auftragen
- Harz pur anwenden
- Extrakt auftragen

Wechseljahrsbeschwerden

In den Jahren zwischen 40 und 60 erleben die meisten Frauen ihre Wechseljahre. Die Funktion der Eierstöcke lässt allmählich nach und die Hormonproduktion wird unregelmäßig und weniger.

Einige der Betroffenen leiden in dieser Zeit unter verschiedenen Beschwerden, z.B. unter Hitzewallungen, Kopfschmerzen, Übergewicht.

Wann zum Arzt: bei starken Beschwerden

Schulmedizin: Hormon-Ersatz-Therapie

Heilpflanzen: Mönchspfeffer, Traubensilberkerze, Schafgarbe

Hausmittel: Kaltwasser-Anwendungen, Sport

Bienenprodukte: Honig, Bienenpollen, Gelee Royal

Propolis-Behandlung:

- Mehrmals täglich Kapseln mit Propolis-Pulver einnehmen
- Verdünnte Tinktur trinken
- Pulver mit Honig einnehmen
- Mit Propolis-Salbe einreiben
- Mit Propolis-Creme eincremen

Windeldermatitis

Bei einer Windeldermatitis entzündet sich die Haut, die durch die feuchte Umgebung in einer Windel aufgeweicht und gereizt ist. Meistens kommt es bei einer Windeldermatitis zu einem Befall von Hautpilzen, häufig auch zu Bakterien.

Die wichtigste Maßnahme bei einer Windeldermatitis ist, dass man den gereinigten Po möglichst viel an der frischen Luft ohne Windel lässt, damit sich die Haut erholen kann. Ansonsten ist sehr häufiges Windelwechseln nötig.

Wann zum Arzt: Bei starker Hautentzündung im Windelbereich

Schulmedizin: Antimykotische Salben

Heilpflanzen: Kamille, Ringelblume, Thymian

Hausmittel: Zinksalbe, Penaten-Creme, Stoffwindeln, Kolloidales Silber

Propolis-Behandlung:

- Mit Propolis-Salbe einreiben

Wolf / Intertrigo

Bei einem Wolf handelt es sich um eine Hautentzündung, die häufig durch Hautpilze und Bakterien erschwert wird.

Ein Wolf entsteht dort, wo durch Schwitzen aufgeweichte Haut aneinander reibt. Das ist beispielsweise in der Pofalte, unter den Brüsten und in der Leistengegend der Fall. Vor allem Übergewichtige und Menschen, die viel schwitzen, sind häufig von einem Wolf betroffen.

Wann zum Arzt: Bei starken Beschwerden durch einen Wolf

Schulmedizin: Salben

Heilpflanzen: Kamille, Ringelblume, Teebaum

Hausmittel: Schwedenkräuter, Zinksalbe, Kolloidales Silber

Propolis-Behandlung:

- Tinktur auftragen
- Mit Propolis-Salbe einreiben
- Mit Propolis-Creme eincremen

Wunden

Wunden sind offene Verletzungen der Haut. Sie können durch Unfälle oder auch Störungen von innen entstehen (z.B. offenes Bein).

Die Behandlung hängt stark von der Schwere und Art der Wunde ab.

Schulmedizin: Antibiotika, Salben, Wundversorgung

Heilpflanzen: Aloe, Arnika, Beinwell, Kamille, Myrrhe, Ringelblume

Hausmittel: Heilerde, Schwedenkräuter, Kolloidales Silber

Bienenprodukte: Honig

Propolis-Behandlung:

- Tinktur auftragen

Zahnfleischentzündungen

Die Mundschleimhaut kann sich durch Bakterien, Viren oder physikalische Reize entzünden. Dies ist mit Schmerzen und Rötungen im Mund verbunden.

Wann zum Arzt: Bei starken Schmerzen und Problemen beim Essen.

Schulmedizin: Spülungen, Pinselungen

Heilpflanzen: Kamille, Myrrhe, Eichenrinde, Salbei, Tormentill

Hausmittel: Schwedenkräuter, Kolloidales Silber

Propolis-Behandlung:

- Tinktur auftragen
- Verdünnte Tinktur auftragen und damit spülen

Zahnschmerzen

Zahnschmerzen werden durch Löcher in den Zähnen (Karies), Zähneknirschen oder andere Erkrankungen von Zähnen und Zahnfleisch verursacht.

Es reicht nicht, wenn man die Zahnschmerzen lindert, vor allem muss die Ursache behoben werden.

Wann zum Arzt: Bei Zahnschmerzen

Schulmedizin: Zahnbehandlung

Heilpflanzen: Nelken, Kalmus, Kampfer, Myrrhe, Teebaum

Propolis-Behandlung:

- Tinktur auftragen
- Verdünnte Tinktur auftragen und damit spülen

Zwölffingerdarmgeschwür

Bei einem Zwölffingerdarmgeschwür kommt es, ähnlich wie bei einem Magengeschwür, zu einer Geschwürbildung in der Schleimhaut. Meistens ist das Bakterium Helicobacter pylori die Ursache eines Zwölffingerdarmgeschwürs. Stress kann die Entstehung eines Zwölffingerdarmgeschwürs fördern.

Wenn man ein Zwölffingerdarmgeschwür nicht rechtzeitig behandelt, kann es zu Blutungen oder gar zu Krebs kommen.

Wann zum Arzt: Bei häufigen Verdauungsbeschwerden

Schulmedizin: Antibiotika, Magensäurehemmer

Heilpflanzen: Kamille, Beinwell, Süßholz

Hausmittel: Schwedenkräuter, Heilerde, Kolloidales Silber

Bienenprodukte: Honig

Propolis-Behandlung:

- Mehrmals täglich Kapseln mit Propolis-Pulver einnehmen
- Verdünnte Tinktur trinken
- Tinktur in Milch
- Harz kauen
- Pulver mit Honig einnehmen

Propolis im Internet

Im Internet finden Sie auf mehreren Webseiten Informationen über Propolis.

Speziell zu dem vorliegenden Buch gibt es eine extra Webseite, auf der Sie alle Seiten lesen und durchsuchen können:

Webseite zum Buch:

www.heilen-mit-propolis.de

Webseiten über Propolis

Hier finden Sie die Internetadresse von unserem weiteren Propolis-Projekt:

www.propolis.heilen-mit-naturheilkunde.de

Webseiten über andere Gesundheitsthemen

www.heilkraeuter.de
Heilkräuter-Lexikon, Kräuterwanderungen und vieles mehr.

www.schuessler-salze-liste.de
Schüssler-Salz-Seite mit Infos und Antlitzdiagnose.

www.homoeopathie-liste.de
Über 250 Arzneimittelbilder, Konstitutionstherapie, Potenzen.

www.lexikon-der-aromatherapie.de
Ätherische Öle, Wirkungsweise, Anwendungen.

www.naturkosmetik-selbstgemacht.de
Rezepturen, Foto-Anleitungen, Zutaten, Kräuteröle.

www.heilen-mit-schwedenkraeutern.de
Das bewährte Hausmittel gegen zahlreiche Gesundheitsbeschwerden.

www.heilen-mit-wasser.de
Wasser als Heilmittel gegen zahlreiche Beschwerden.

www.euvival.de
Webseiten-Verzeichnis der Autorin Eva Marbach.

Stichwortverzeichnis